LES
FISTULES JEJUNO ET GASTRO-COLIQUES

PAR ULCÈRE PERFORANT

A LA SUITE DE LA GASTRO-ENTÉROSTOMIE

PAR

Le Docteur Marcel BALIZEAUX

ANCIEN EXTERNE DES HOPITAUX DE PARIS,
MÉDAILLE DE BRONZE DE L'ASSISTANCE PUBLIQUE

PARIS

VIGOT FRÈRES, ÉDITEURS

23, PLACE DE L'ÉCOLE-DE-MÉDECINE, 23

1913

LES

FISTULES JEJUNO ET GASTRO-COLIQUES

PAR ULCÈRE PERFORANT

A LA SUITE DE LA GASTRO-ENTÉROSTOMIE

LES

FISTULES JÉJUNO ET GASTRO-COLIQUES

PAR ULCÈRE PERFORANT

A LA SUITE DE LA GASTRO-ENTÉROSTOMIE

PAR

Le Docteur Marcel BALIZEAUX

ANCIEN EXTERNE DES HOPITAUX DE PARIS
MÉDAILLE DE BRONZE DE L'ASSISTANCE PUBLIQUE

PARIS

VIGOT FRÈRES, ÉDITEURS

23, PLACE DE L'ÉCOLE-DE-MÉDECINE, 23

1913

A MES PARENTS

A MES AMIS

Monsieur le Professeur P. DELBET

Professeur de clinique chirurgicale à la Faculté.
Chirurgien de l'Hôpital Necker.

EXTERNAT

1910-1911

M. le Dr LION
Médecin de l'Hôpital de la Pitié.

1911-1912

M. le Dr LOEPER
Professeur agrégé, médecin des Hôpitaux.
(Consultation de l'Hôpital Boucicaut).

M. le Dr COLLINET
Assistant d'oto-rhino-laryngologie.

1912-1913

M. le Dr COMBY
Médecin de l'Hôpital des Enfants-Malades.

M. le Dr BOISSARD
Accoucheur de l'Hôpital Lariboisière.

1913-1914

M. le Dr de BEURMANN
Médecin de l'Hôpital Saint-Louis.

M. le Dr P. RAVAUT
Médecin des Hôpitaux.

LES
FISTULES JEJUNO ET GASTRO-COLIQUES
PAR ULCÈRE PERFORANT
A LA SUITE DE LA GASTRO-ENTÉROSTOMIE

INTRODUCTION

L'ulcère peptique ou plus exactement l'ulcère perforant développé soit sur la bouche anastomotique soit à la surface de l'estomac soit, comme c'est le cas de beaucoup le plus fréquent au niveau du jéjunum, n'est pas une complication rare et est une des plus graves qui puissent se développer à la suite de la gastro-entérostomie pour sténose non néoplasique du pylore : aussi a-t-il été dans ces dernières années l'objet d'importants travaux et il n'existe aucun travail récent sur les suites de la gastro-entérostomie qui ne lui consacre un chapitre spécial.

Nous nous sommes proposés de diviser ce sujet qui devient de jour en jour de plus en plus vaste par l'apport de nouvelles observations.

Nous n'étudierons qu'au point de vue historique et statistique l'ulcère peptique ne s'accompagnant pas d'ouverture dans un autre segment du tube digestif et nous ne ferons une étude approfondie que des fistules jejuno et gastro-coliques par ulcère perforant à la suite de la gastro-entérostomie dont l'anatomie pathologique et la symptomatologie ont été principalement fixées par notre maître M. le Dr Lion. C'est à lui que nous devons la première idée de ce travail. Qu'il nous soit permis ici de l'assurer de notre profonde reconnaissance pour l'accueil qu'il nous a toujours réservé, et de le remercier pour les conseils qu'il a bien voulu nous donner.

Nous tenons aussi à présenter tous nos remerciements à nos maîtres dans les hôpitaux qui nous ont prodigué leur enseignement.

A tous nos amis qui nous ont soutenu de leur sincère et réconfortante amitié nous adressons ici l'expression de notre profonde gratitude.

HISTORIQUE

C'est seulement depuis treize ans que l'on connaît l'ulcère peptique du jéjunum survenant à la suite de la gastro-entérostomie.

On sait qu'une pareille intervention fut pratiquée pour la première fois par Rydygier en 1884. Or c'est en 1899, c'est-à-dire quinze ans plus tard, qu'au Congrès des chirurgiens allemands H. Braun (de Gœttingen), le premier, relata l'histoire d'un malade opéré par lui un an auparavant de gastro-entérostomie pour sténose du pylore, et qui succomba à une péronite, causée elle-même par une perforation d'un ulcère du jéjunum.

Voici dans quelles conditions Braun fut amené à observer pour la première fois cette complication curieuse de la gastro-entérostomie.

Chez un jeune maçon de 25 ans, avec vomissements alimentaires presque quotidiens et stase gastrique très marquée, Braun pratique le 17 novembre 1897 une gastro-entérostomie postérieure transmésocolique avec suture. Quelques jours après l'opération, les vomissements réapparaissent quotidiennement ; puis l'état s'améliore et le 29 décembre le malade quitte la clinique en bon état. Très peu de temps après, par suite d'un manque de régime, les troubles de l'estomac se produisent de nouveau, et le malade entre à l'hôpital de Cassel dans le service du Dr Rosenblath le 26 janvier 1898. On constate que l'estomac est fortement distendu et l'on peut en retirer par la sonde jusqu'à 120 centimètres cubes d'un liquide acide ne contenant pas d'acide chlorhydrique libre. Les troubles diminuent progressivement et le malade quitte l'hôpital le 8 mars.

Le 18 octobre 1898, sans cause appréciable, nouvelle crise, douleurs extrêmement violentes dans la région gastrique et vomissements fréquents. Le 28 octobre il entre à l'hôpital de Cassel avec tous les symptômes d'une péritonite et succombe la nuit suivante.

A l'autopsie, on constate au niveau de l'anse descendante du jéjunum, à 1 centimètre de la gastro-anastomose, un orifice long de 1 centimètre et large de 1/2 centimètre, orifice qui s'ouvre directement dans la grande cavité abdominale. Les bords de cet orifice sont nets, à l'emporte-pièce. Quant à la bouche de la gastro-anastomose, elle est large ; et à son niveau la muqueuse de l'estomac se continue directement avec celle de l'intestin, sans aucune ulcération.

Dans la même séance du 7 avril 1899, Hahn et Kausch (de Breslau), relatèrent chacun un cas semblable.

Depuis, en 1900, toujours au Congrès des chirurgiens allemands, Körte ajoute aux trois cas déjà publiés un quatrième cas personnel. La même année Steinthal (de Stuttgart) publie le cinquième cas connu d'ulcère peptique après gastro-entérostomie ; mais il s'agit non plus d'un seul, mais de quatre ulcères. Kausch relate aussi une nouvelle observation.

En 1901 on ne relève dans la littérature aucun nouveau cas d'ulcère du jéjunum.

En 1902 paraît le premier cas publié en France. Il appartient à Quenu.

En avril 1902, au Congrès allemand, Kocher après gastro-entérostomie en Y, Heidenhain, Gœpel (3 cas), Krönlein, Hahn, Kausch publient des observations d'ulcères peptiques.

En 1903, nous relevons 3 cas de Czerny, 1 de Neumann, 2 de Mikulicz, 1 de Brodnitz et un autre de Schloffer (de Prague).

En 1904, Mayo Robson publie le premier cas dans la littérature anglaise. Il paraît aussi un cas dû à Ziegel.

En 1905 nous relevons 5 cas, dus à Kaufmann, Jahr, Eiselberg, de Herezel, et Gosset. Dans un Mémoire paru dans la *Revue de chirurgie* de janvier et février 1906, M. Gosset rapportait les 31 observations parues jusqu'à cette époque et faisait une étude générale de l'ulcère peptique du jéjunum.

Ces ulcères se manifestant surtout par leurs complications, il en distinguait 3 formes :

Une forme perforante d'emblée avec péritonite généralisée ;

Une forme avec péritonite localisée ou en plastron ;

Une forme avec ouverture dans un segment voisin du tube digestif.

Dans une statistique de P. H. van Roojen parue en

1909, portant sur 67 cas d'ulcère peptique, 60 fois celui-ci s'était développé à la suite d'une gastro-entérostomie pour ulcère.

M. Lion en 1910 arrivait à réunir 64 observations (1).

Sur ces 64 observations la lésion occupait :

42 fois le jejunum ;

11 fois la bouche anastomotique ;

 4 fois l'estomac ;

 4 fois simultanément l'estomac et le jejunum ;

 3 fois la localisation était mal précisée.

Ces 64 observations se répartissaient ainsi :

Forme perforante avec péritonite généralisée 19 cas

Forme avec péritonite localisée. . . . . . 29 —

Forme avec fistules gastro ou jejuno-côlique.   8 —

Ulcères reconnus dans le cours d'une deuxième intervention entreprises à la suite de la réapparition des phénomènes douloureux ou fonctionnels avec ou sans sténose de la bouche. . . . . 7 cas

1. Ces cas sont les suivants: Péritonite avec plastron: Quenu, Kocher, Heidenhain, Krœnlein, Hahn (2 cas), Neumann, Mikulicz, Brodnitz, Schlœffer, Cackovic, Mikulicz (3 cas), Mayo-Robson, Tiegel, Jahr, von Hacker, Montprofit (in Thèse Vachez), Rotgans (in Thèse Vachez) (4 cas), Krœnlein (in Schostak), Fritzsche (in Schostak), Berg (3 cas), Paterson. — Péritonite aiguë avec perforation : Braun Hahn, Kœrte, Steinthal, Gœpel (3 cas), Mikulicz, Cackovic, Basil Hall, Rusthon Parker, Battle (2 cas), Graser, Hybrinette, Lemander, Deloye, Geo H. Edington, Hausmann. — Fistules gastro et jejuno-coliques : Czerny, Kaufmann, de Herezel, Gosset, Lion et Moreau (2 cas), Cackovic, Lion. — Cas réopérés à la suite de reprise des phénomènes douloureux Czerny (2 cas), Cackovic, von Hacker, Grégory Conrell, Berg, Borszeky. — Cas non classé: von Eiselberg.

Cas non classés (description insuffisante). . 1 —

Actuellement, nos recherches parmi tous les cas d'ulcéres peptiques à la suite de gastro-entérostomie que nous avons pu trouver publiés dans la littérature, ne nous ont permis de relever que onze observations dans lesquelles l'ulcère, ayant perforé la paroi jejunale ou gastrique, s'accompagnait de fistules jejuno ou gastrocôliques.

Nous voyons donc que l'ulcère perforant avec ouverture dans un autre segment du tube digestif est la forme de beaucoup la plus rare.

La première observation est due à Czerny qui a rapporté en 1903, en quelques lignes, un cas de fistule gastro-côlique. Rangé par certains auteurs parmi les fistules jéjuno-côliques, ce cas constitue en réalité l'unique exemple de fistule gastro-côlique isolée qui ait été rencontré jusqu'ici.

En 1905 Kaufmann a publié un fait de double fistule jéjuno et gastro-côlique. L'existence de la fistule gastro-côlique y est démontrée cliniquement par l'ingénieuse épreuve des grains de lycopode colorés au violet de gentiane, injectés dans le rectum et retrouvés à l'aide du microscope dans le contenu stomacal extrait par la sonde, mais la présence de la fistule jéjuno-côlique n'est reconnue qu'au cours de l'intervention chirurgicale.

Le cas signalé par E. de Herezel au Congrès de Bruxelles en 1905 est très probablement aussi un cas de double fistule jéjuno et gastro-côlique ; toutefois, il est rapporté en des termes si succincts et surtout si ambigus qu'il est difficile de se prononcer catégoriquement.

C'est à M. Gosset (1906) qu'est dû le premier exemple d'une fistule jéjuno-côlique isolée. Dans le Mémoire qu'il publia à cette époque dans la *Revue de Chirurgie,* il traça l'histoire de l'ulcère peptique du jéjunum consécutif à la gastro-entérostomie et distingua la forme qui nous occupe et dont il étaya l'existence sur les observations antérieures de Czerny, de Kaufmann et la sienne propre.

Mais c'est M. Lion qui fit le premier un travail complet sur les fistules jéjuno et gastro-côliques. Il publia en mai 1909 avec son élève M. Moreau deux observations de fistule jéjuno-côlique isolée : dans l'une la lésion n'avait été reconnue qu'à l'autopsie, dans l'autre l'existence en avait été établie cliniquement et pour la première fois, un malade avait été adressé au chirurgien avec le diagnostic de fistule jéjuno-côlique fermement posé. Ils s'efforçaient, de plus, de donner une description anatomo-clinique de l'affection et d'établir qu'elle s'accuse par un ensemble de symptômes qui permettent d'en faire le diagnostic avec précision.

La même année Cackovic publiait un cas du même genre.

En 1910 M. Lion publie une nouvelle observation de double fistule jéjuno et gastro-côlique.

En 1910 M. Dujarrier rapporte très brièvement dans le *Journal médical français* un cas de fistule jejuno et gastro-côlique dans lequel tous ces organes communiquaient très largement entre eux.

Enfin, en 1912, nous avons noté deux observations de fistules jejuno-côliques isolées, dues à M. Urrutia (de Saint-Sébastien).

Toutes ces observations d'ulcère peptique s'accompagnant de communication avec les organes voisins se divisent de la manière suivante :

Fistule gastro-côlique isolée. . . . . . . 1 cas.

Fistule jejuno-côlique isolée. . . . . . . 6 —

Fistules jejuno et gastro-côliques associées. 4 —

Ce sont ces onze observations que nous allons maintenant rapporter, puis nous nous efforcerons de fixer l'étiologie, l'anatomie pathologique, la symptomatologie et le traitement des fistules jejuno et gastro-côliques.

OBSERVATIONS

I. — Fistule gastro-côlique isolée

Observation I (cas de Czerny, 1903). — *Ulcère de l'estomac.
Gastro-entérostomie postérieure au bouton. Deux ans après,
la laparotomie permet de reconnaître une fistule gastro-côlique.*

Chez un homme âgé de 36 ans on pratiqua, en novembre 1900,
une gastro-entérostomie postérieure avec bouton de Murphy,
pour ulcère de l'estomac avec dilatation et hyperacidité.

Jusqu'en juin 1902 le malade se porte parfaitement bien. A
ce moment surviennent des douleurs ; on constate des matières
fécales dans l'estomac. Hyperacidité légère.

Le 8 novembre 1902 on fait une laparotomie au niveau de la
gastro-entérostomie qui se trouve près de la grande courbure on
constate un ulcère peptique s'étendant vers la paroi antérieure
de l'estomac, accolé au côlon transverse et ayant amené finalement une perforation. Le côlon est libéré et suturé.

La gastro-entérostomie est disloquée ; l'estomac est fermé et
l'on pratique une nouvelle gastro-entérostomie avec bouton a
un autre point de l'estomac. Guérison.

II. — Fistule jéjuno-côlique isolée

Observation II (cas de Gosset, 1906). — *Gastro-entérostomie
postérieure transméso-côlique pour sténose très serrée du pylore, avec très grande dilatation. Deux ans après, ulcère peptique du jéjunum perforé dans le côlon transverse ; laparotomie, isolement du jéjunum et du côlon transverse, fermeture
et iléo-sigmoïdostomie. Guérison.*

H. B..., âgé de 42 ans, entre à l'hôpital de la Pitié, dans le service chirurgical du professeur Terrier, le 16 décembre 1903. Il a
un long passé gastrique. Depuis douze ans il soufre deux ou trois
heures après les repas, avec renvois acides, et, depuis quatre
ans, il a des vomissements. Ces vomissements sont de plusieurs
ordres. Les vomissements alimentaires se produisent presque
quotidiennement, deux heures après les repas. Parfois le malade
reste deux ou trois jours sans vomir ; puis se produit une vérita-
ble débâcle et dans les matières rejetées on reconnaît des aliments ingérés depuis plusieurs jours. Après ces débâcles, on
note souvent des vomissements aqueux, douloureux, très corro-
sifs, très acides. Enfin presque chaque mois, pendant deux ans,
on a pu observer des hématémèses, sans melœna.

Actuellement, les douleurs sont très intenses. Elles sont surtout marquées une heure avant les vomissements et ceux-ci les
calment. Ces douleurs siègent profondément à l'épigastre et dans
l'hypocondre gauche, avec irradiations vers l'épaule gauche et
le dos ; parfois, de véritables douleurs en broche. Céphalée intense. Constipation très tenace.

L'amaigrissement est considérable, puisque le malade qui est grand ne pèse que 51 kilogrammes et que, depuis six mois, il a perdu exactement 20 kilogrammes.

Ce malade a été soumis sans succès au traitement médical par le Dr Soupault.

État actuel. — Homme très amaigri, teint terreux. Le cœur et les poumons sont sains. L'analyse des urines, dont la quantité atteint 900 grammes en vingt-quatre heures, montre qu'il n'y a ni sucre, ni albumine, et que la quantité d'urée est de 14 grammes par jour.

L'examen de l'estomac donne les résultats suivants : Sur le malade à jeun depuis quatorze heures, on peut retirer par la sonde œsophagienne 500 grammes de liquide, avec débris alimentaires non digérés. Il y a manifestement de la stase alimentaire, et celle-ci était encore plus marquée, paraît-il, avant que le Dr Soupault n'ait soumis le malade aux lavages quotidiens de l'estomac. On vide complètement l'estomac et on le lave ; et ce lavage nécessite le passage de plusieurs litres d'eau.

La palpation de l'estomac vide réveille de la douleur profonde au niveau de l'épigastre, et permet de constater de la résistance de la partie supérieure du muscle droit du côté droit. La grande courbure descend à 3 travers de doigt au-dessous de l'ombilic. Par l'insufflation de l'estomac, la grande courbure descend jusqu'à 2 travers de doigt du pubis.

On fait le repas d'épreuve : 60 grammes de pain et 100 grammes d'eau. Une heure après on retire 200 grammes de liquide. L'analyse du suc gastrique donne les résultats suivants :

Acidité totale ; 0,255 ; chlore total : 0,247 ;

Chlore organique : 0,887 ; chlore fixe : 0,113 ;

Acide chlorhydrique libre : 0,0474 ; Rapport T/F : 2,18

α : 1,05. Présence de peptones, traces de bile.

Le diagnostic porté est sténose du pylore, avec grande dilatation et hyperacidité.

Opération pratiquée par M. Gosset le 21 décembre 1903, avec l'aide de M. Dujarrier, chef de clinique et de Gernez, interne. Chloroformisateur, le Dr Boureau.

Laparotomie médiane sus-ombilicale depuis l'appendice xyphoïde jusqu'à l'ombilic. On met des écarteurs, on regarde et on constate deux choses : 1° une énorme dilatation de l'estomac, lequel peut être facilement attiré hors du ventre ; 2° une induration très limitée, circulaire, au niveau du pylore, sans aucune adhérence. Dans son ensemble, le pylore est très diminué et n'a plus que le volume d'un crayon. Pas de ganglions.

Il s'agit donc d'une sténose presque totale du pylore, avec dilatation considérable de l'estomac.

On pratique, avec sutures *une gastro-entérostomie postérieure transméso-côlique* suivant le procédé de von Hacker, et on termine en faisant, par trois fils de soie passés verticalement, une plicature de la paroi antérieure de l'estomac.

Fermeture de la paroi sans drainage et par étapes, à points séparés à la soie fine.

Durée de la gastro-entérostomie : vingt-cinq minutes.
Durée totale de l'opération : trente-sept minutes.
Quantité de chloroforme : 45 grammes.

Suites opératoires des plus simples. Le 2e, le 3e et le 4e jour après l'opération, on pratique deux lavages d'estomac chaque jour. Le malade sort de l'hôpital trente-deux jours après son opération. Le Dr Soupault lui conseille un régime auquel il s'est soumis régulièrement : lait, œufs, purées, légumes, poissons, viandes grillées. Le malade reste dans un état des plus satisfaisants jusqu'en juillet 1905. A cette époque, son poids est de 76 kilogrammes.

Le 14 juillet 1905, à midi, il glisse et tombe à terre, le côté gauche portant sur le bord du trottoir. A partir de ce moment, il éprouve des douleurs. Il est obligé de garder le lit pendant deux ou trois jours, puis reprend son travail, mais il se met à maigrir très rapidement et bientôt apparaissent des vomissements.

La douleur, dont le maximum est un peu à gauche de l'ombilic, avec irradiations dans tout le flanc gauche apparaît environ une heure avant les vomissements.

Les vomissements surviennent à n'importe quelle heure de la journée ; ils se répètent trois ou quatre fois par jour ; ils sont bilieux, mais avec une *odeur fécaloïde* sur laquelle le malade lui-même attire l'attention. Du reste, les lavages de l'estomac ramènent des matières brunâtres, ayant l'odeur fécaloïde. En même temps régurgitations acides.

Depuis le début des accidents il y a une *diarrhée* persistante, sept à huit selles par jour. L'amaigrissement est considérable ; du 15 juillet au 23 septembre, le malade à perdu 11 kilos.

Le malade rentre à l'hôpital de la Pitié le 16 septembre 1905.

Seconde opération pratiquée le 26 septembre 1905 par M. Gosset.

Incision médiane sus-ombilicale, suivant l'ancienne cicatrice, mais descendant à 3 centimètres au-dessous de l'ombilic. Aucune adhérence. On relève le grand épiploon et le côlon transverse et l'on va constater l'état de la gastro-entérostomose. Le bout ascendant est normal, le bout descendant est doublé de volume sur une longueur de 30 centimètres, et à paroi hypertrophiée. A 10 centimètres au-dessous de l'anastomose, ce bout descendant du jéjunum est adhérent à la face postérieure du côlon transverse sur la largeur d'une pièce de 10 centimes. On protège avec soin et on se met en mesure de séparer cette adhérence. A peine a-t-on incisé sur une épaisseur de 2 à 3 millimètres, que l'on tombe immédiatement dans une bouche large de trois doigts, faisant communiquer la cavité du jéjunum et le côlon transverse. La muqueuse de l'intestin grêle passe directement sur celle du gros intestin, la bouche est régulière, circulaire, comme établie par un chirurgien. On libère complètement, et finalement on obtient un jéjunum et un côlon transverse qui n'ont plus aucune connexion, mais portent l'un et l'autre une large perte de substance circulaire.

Sur le jéjunum, le pourtour de l'orifice est presque normal ; et comme l'intestin est très dilaté, on se rend compte que la fermeture sera aisée. Sur le côlon transverse le pourtour de la perforation est induré, et l'intestin est plutôt un peu rétréci.

On obture l'orifice jéjunal par un triple surjet à la soie fine. Le surjet le plus profond est total ; par-dessus on place un surjet séro-séreux ; et par-dessus celui-ci un second surjet, également séro-séreux.

L'orifice du côlon transverse n'est fermé que par deux surjets : l'un totale, l'autre séro-séreux ; et la lumière se trouve notablement rétrécie. Aussi, par précaution, termine-t-on l'opération en pratiquant une iléo-sigmoïdostomie avec suture. Fermeture de la paroi, sans drainage, à la soie, à points séparés.

Durée totale : une heure dix.

Suites des plus simples. Pendant quarante-huit heures, diète hydrique ; pendant les troisième, quatrième et cinquième jours, lait et œufs. Au cinquième jours on reprend l'alimentation normale.

Le malade sort de l'hôpital le 14 novembre. Dès l'opération faite, disparition des douleurs et de la diarrhée.

La veille de l'opération (16 sept.) le malade pesait 64 kilogrammes. Au 7 décembre il pèse 72 kilogrammes. L'analyse du sucre gastrique donne des résultats à peu près identiques à ceux obtenus avant la première intervention.

Il a été revu sept mois après en parfaite santé.

Observation III (cas de Lion et Moreau, 1909. — *Gastro-entérostomie pour sténose du pylore, en 1900. Ulcères peptiques du jéjunum (fistule jéjuno-côlique, péritonite par perforation en 1907*).

P... Henri, 43 ans, sculpteur sur bois. Depuis son retour du service militaire, c'est-à-dire depuis l'âge de 24 ans, le malade a toujours souffert de l'estomac jusqu'en 1900, époque à laquelle Nélaton lui fit une gastro-entérostomie postérieure, pour sténose du pylore.

Le pylore à l'opération se montra fortement rétréci par une sorte d'anneau induré l'entourant presque complètement.

Cette gastro-entérostomie donna les meilleurs résultats et jusqu'en juin 1907, P..., put se croire complètement guéri.

A cette époque, il fut pris sans raison aucune de diarrhée avec météorisme très marqué. Les selles, 6 à 7 par vingt-quatre heures, se produisaient deux ou trois heures après les repas, après celui de midi comme après celui du soir. La douleur peu vive se manifestait sous forme de coliques légères au moment des crises diarrhéiques.

Cette diarrhée persista et détermina un amaigrissement rapide et une grande faiblesse. Il fut bientôt impossible au malade de travailler; aussi entra-t-il à Saint-Antoine dans le service de M. Mathieu, le 23 décembre 1907.

Les résultats des différents examens pratiqués pendant le séjour de P... dans ce service ont été rapportés par M. Mathieu lui-même à la Société médicale des Hôpitaux le 22 mai 1908 (*Bulletin* du 28 mai 1908, nº 18, p. 748-749).

Au moment de l'entrée on trouve un homme très maigre, à la peau sèche gardant le pli imprimé par pincement. Il pèse 48 kilogrammes.

La constipation a succédé à la diarrhée. A jeun ventre flasque, à parois relachées; il existe un certain degré de météorisme sous-ombilicale. Il existe une éventration assez marquée à la partie supérieure de la cicatrice abdominale. On ne constate pas d'ondulations péristaltiques de l'intestin. Le côlon descendant est contracté, en corde, non douloureux. Le cæcum est dilaté, sonore à la percussion. Il est impossible de savoir quelles sont les limites inférieures de l'estomac. Par la succussion on provoque un clapotage et un bruit de flot au-dessous de l'ombilic dont il est difficile de déterminer la localisation, mais qui paraissent beaucoup plutôt se produire dans l'intestin que dans l'estomac.

Si le malade se couche sur le côté gauche, on constate de la submatité vers le flanc correspondant et de la sonorité vers le flanc et la fosse iliaque droits. S'il se couche au contraire sur le côté droit, la submatité se constate de ce côté et la sonorité vers le flanc gauche.

La matité hépatique absolue ne dépasse pas le rebord des côtes, elle est de 7 centimètres environ.

Les jours suivants, on retrouve les mêmes phénomènes de flot et de clapotage à jeun avec déplacement de la matité vers le côté déclive. Il semble qu'il y ait dilatation de tout l'intestin au-dessus du coude gauche du côlon ; le côlon descendant contracté n'y participe certainement pas. Souvent on constate, à travers les parois abdominales amincies, la saillie d'anses intestinales superposées mais sans. contractions péristaltiques appréciables.

« Ayant passé la sonde, le matin à jeun, on ne peut retirer de l'estomac qu'environ 40 à 50 centimètres cubes de bile presque pure. L'eau introduite ressortit claire et légèrement colorée en jaune. Le bruit de flot et de clapotage n'était donc pas dû à la présence d'une quantité notable de liquide dans un estomac dilaté. Ce catéthérisme fut du reste l'occasion d'une crise caractéristique de tétanie des mains et des pieds qui dura trois à quatre minutes.

Du 23 décembre au 7 janvier on put constater à plusieurs reprises des contractions péristaltiques visibles de l'intestin grêle. Constipation persistante efficacement combattue par quelques doses de morphine.

Régime ovo-lacto-végétarien.

L'examen radioscopique fut pratiqué à plusieurs reprises par M. Béclère dans des conditions différentes, tantôt immédiatement avant et après l'absorption d'une certaine quantité de lait et bismuth, tantôt plus ou moins longtemps après l'ingestion d'une bouillie ou d'une purée de pommes de terre additionnée de 60 grammes de sous-nitrate de bismuth.

On put se rendre compte, grâce à ces examens, que l'estomac ne descendait pas au-dessous de l'ombilic et que le sous-nitrate de bismuth pris le jour précédent ne séjournait pas dans l'intestin grêle, malgré sa dilatation, et qu'il s'accumulait dans le côlon et le cæcum. Le cæcum paraissait dilaté et le côlon transverse récourbé en demi-cercle à concavité inférieure affleurait l'ombilic par sa convexité.

A l'un de ces examens pratiqué seulement à l'aide du lait de bismuth on aperçut à droite de l'ombilic, au-dessous de l'estomac, une cavité arrondie, à moitié pleine de liquide, qui ne pouvait guère être que le coude droit du côlon dilaté.

Le malade quitta Saint-Antoine et rentra à Boucicaut le 8 février 1908.

A son entrée il pèse 45 kilogrammes. L'amaigrissement est considérable et les forces sont absolument nulles. La diarrhée est reparue. Elle est très abondante. Les selles sont liquides, jaunâtres, à odeur acide. Elles ne contiennent pas d'aliments non digérés.

Le météorisme est très pénible. Les éructations fréquentes ont une odeur fétide et très prononcée.

Le ventre est fortement distendu, sous la paroi amincie les anses intestinales se dessinent. La percussion provoque leur peristaltisme.

Si l'on percute l'abdomen on obtient un bruit de clapotage moins tympanique que le bruit de clapotage gastrique et qui se produit partout, mais surtout autour et au-dessous de l'ombilic.

Le foie a ses limites normales. Rien au cœur. Signes légers de tuberculose aux deux sommets.

Le 14 février, Nélaton, croyant à l'existence d'une occlusion incomplète de l'intestin par brides, fait une laparotomie.

La paroi légèrement éventrée au niveau de la première incision étant ouverte on trouve quelques adhérences du grand épiploon à la paroi antérieure de l'abdomen, un peu au-dessus de l'ombilic. Ces adhérences fixent d'une façon assez lâche le côlon transverse. Elles sont détruites. L'intestin grêle est un peu dilaté et surtout très congestionné.

L'anastomose gastro-intestinale a persisté. A son niveau de côlon transverse adhère au jéjunum.

Le pylore ne présente extérieurement qu'une petite cicatrice blanchâtre sur sa face antérieure.

Suture de la paroi en trois plans.

Pendant quinze jours l'intervention semble devoir donner un bon résultat.

Le 19 février le malade qui n'a pas été à la selle depuis son opération est purgé. Puis on l'alimente avec des potages aux pâtes et des purées. Le lait produisant un ballonnement considérable est supprimé.

Du 19 au 29 février les selles sont au nombre de 2 par jour. Elles sont molles, à peine moulées mais pas liquides. Le 27 février on enlève les fils. On peut constater en faisant le pansement que les anses intestinales se dessinent sous la paroi distendue et présentent une agitation peristaltique, du reste indolore, très marquée.

Le 1ᵉʳ mars, la diarrhée reparaît. Les selles blanchâtres ressemblent à une émulsion graisseuse.

Le 5 mars, la diarrhée persiste, 3 à 4 selles par jour.

Le 7 mars, les selles de la nuit du 6 au 7 mars ont l'apparence d'une bouillie brun chocolat et contiennent certainement du sang.

Le 10 mars, la diarrhée persiste sans aggravation et les selles ont toujours la même teinte. Le péristaltisme intestinal est encore très intense.

Le 16 mars. — Hier à 4 heures de l'après-midi le malade qui n'avait jamais vomi a été pris d'un vomissement liquide ayant la même teinte chocolat que les selles. Après le vomissement il ne s'est plaint de rien. Il a seulement refusé de dîner ne se sentant pas d'appétit.

A trois heures du matin, il a été pris brusquement d'un frisson, puis il a vomi une grande quantité de liquide noir et est mort très rapidement.

Autopsie le 17 mars 1908.

A l'ouverture de l'abdomen les anses intestinales très distendues et très rouges s'échappent par l'incision.

Le ventre contient du liquide sanglant (un demi litre).

Les anses ne sont pas agglutinées.

La dilatation intestinale porte sur l'intestin grêle, le côlon ascendant et la moitié droite du côlon transverse. Le côlon est gros comme le bras. La moitié gauche du côlon transverse, le côlon descendant, l'anse sigmoïde ont la grosseur du pouce.

L'estomac est énorme.

L'obstacle existe d'une façon évidente au niveau de la gastro-entérostomie, sans que cependant il y ait traces de brides.

L'estomac, le duodénum, le jéjunum, le côlon transverse, le pancréas sont enlevés en une seule pièce.

Le pylore apparaît extérieurement très rétréci. Le tractus digestif à son niveau a le calibre d'un crayon. Le duodénum immédiatement au-dessous à son calibre normal. Au niveau de l'anastomose l'estomac, le jejunum et le côlon transverse sont fusionnés. Toute cette région est fortement indurée.

L'estomac est ouvert le long de sa petite courbure. La cavité représente une sorte de vaste entonnoir aboutissant en bas à la bouche de gastro-entérostomie que l'on aperçoit au voisinage de la grande courbure. Cette bouche est un peu dissimulée par de larges plis de la muqueuse développés surtout sur la face postérieure. Elle admet facilement le pouce.

L'orifice pylorique est rétréci, mais ses parois sont extensibles et on peut y introduire l'extrémité du petit doigt.

Le côlon transverse est ouvert suivant sa face antérieure. Un orifice le fait communiquer avec le jéjunum un peu au-dessous de l'anastomose gastro-jujénale. Cet orifice, des dimensions d'une pièce de 50 centimes, est bordé principalement à droite par un bourrelet épais et saillant qui rétrécit en partie la lumière du gros intestin. Mais le calibre du côlon est surtout étroit à gauche de la fistule. Ce nouveau rétrécissement long de 3 à 4 centimètres, est dû à l'épaississement de la paroi intestinale hypertrophiée et scléreuse à ce niveau (fig. 2).

Le jéjunum est à son tour ouvert. On a soin de ménager toute la zone adhérente. Sa paroi postérieure forme une sorte de poche que limite en bas un repli très marqué de la muqueuse. Ce repli a plus d'un demi centimètre de hauteur.

Immédiatement au-dessous de ce repli, sur la face droite du jéjunum, dans l'angle qui unit l'intestin grêle au côlon transverse, existe un petit ulcère ovale de 1 centimètre de long sur 5 où 6 millimètres de large et perforé dans la cavité péritonéale. Par cet orifice s'échappait pendant les manipulations un liquide brun foncé. L'estomac était plein de ce liquide.

Le cœur est sain.

Les poumons présentent quelques tubercules au sommet.

Observation IV (cas de Lion et Moreau, 1909). — *Gastro-entérostomie en Y, par M. Gosset le 29 décembre 1905, pour
sténose du pylore. Ulcère peptique du jéjunum et fistule
jéjuno-côlique en 1908.*

M..., 47 ans, peintre en bâtiment.

Antécédents héréditaires.— Père et mère morts de vieillesse.
Un frère et trois sœurs. Le frère et une des sœurs souffrent de
l'estomac.

Antécédents personnels. — Pas de maladies de la première
enfance. S'est marié à 22 ans.

A une fille bien portante.

En 1884 il a eu des coliques de plomb et en même temps de
l'œdème des jambes et de l'albuminurie.

C'est en 1898 que le malade commença à éprouver quelques
troubles gastriques. D'abord peu marqués, ces troubles consis-
tèrent au début en des douleurs légères apparaissant au creux
épigastrique deux ou trois heures après les repas et en quelques
régurgitations d'un liquide acide et âcre.

Peu intenses et de peu de durée, les douleurs n'empêchaient
pas alors le malade de travailler.

Progressivement les symptômes s'aggravèrent. Les douleurs,
toujours vives, devinrent plus violentes. C'était tantôt une sensation de brûlure, tantôt une sensation de torsion à l'épigastre.
Accompagnées de renvois gazeux et de régurgitations de liquide
agaçant les dents, elles se terminaient généralement au bout d'un
temps variable par un vomissement aqueux, rarement alimentaire.

Les vomissements n'ont jamais renfermé de sang pur, mais le
malade y a observé à plusieurs reprises comme des caillots de

sang noir. Il a remarqué également qu'il lui arrivait parfois de vomir des aliments absorbés depuis plusieurs jours, et c'est ainsi qu'il constata une fois des haricots mangés le mardi dans les vomissements survenus le vendredi suivant.

La constipation était habituelle.

Cet état dyspeptique détermina une diminution rapide du poids bien que l'appétit fut conservé, même accru. En décembre 1905 M... pesait 46 kilogrammes au lieu de 62 son poids habituel.

C'est dans cet état, amaigri, trop faible pour pouvoir travailler, las d'absorber du bicarbonate de soude contre ses douleurs, presque poussé au suicide, qu'il vint consulter à la Pitié en décembre 1905.

Une sténose du pylore n'étant pas douteuse, il fut aussitôt envoyé en chirurgie et opéré par M. Gosset le 29 décembre 1905 (gastro-entérostomie en Y).

Il sortit de l'hôpital fin janvier 1909.

Suites opératoires.

Les suites de l'opération ont été pendant dix-huit mois absolument parfaites.

M... a repris son embonpoint et ses forces. Il a pu travailler comme les autres peintres dix heures en été, huit à neuf en hiver.

Il n'a eu ni douleurs d'estomac, ni régurgitations, ni vomissements et cependant, malgré les conseils qui lui ont été donnés, il n'a suivi aucun régime, mangeant comme tout le monde et buvant même un peu de vin.

Pendant cette période, deux examens des fonctions gastriques ont été pratiqués, l'un le 22 janvier 1906, l'autre le 26 avril 1906.

L'estomac se vide assez bien. Le liquide retiré à jeun est peu abondant, 45 centimètres cubes la première fois, 19 centimètres cubes la seconde. Il ne renferme aucun résidu alimentaire visible à l'œil nu, ni au microscope, mais il est très acide et riche en acide chlorhydrique.

Examen du 22 janvier 1906.

A jeun 45 centimètres cubes de liquide limpide sans résidus alimentaires.

A : 0,146. H : 0,080. C : 0,073. H + C : 0,153.

T : 0,408. F : 0,255. α : 0,90. T/F : 1,60.

Syntonine néant, peptones présence.

60' après repas d'épreuve.

A : 0,270. H : 0,066. C : 0,204. H + C : 0,270.

T : 0,416. F : 0,146. α : 1. T/F : 2,84.

Volume abondant. Syntonine présence, peptones beaucoup.

Examen du 26 avril 1906.

A jeun 19 centimètres cubes.

60' après repas d'épreuve :

A : 0,306. H : 0,146. C : 0,190. H + C : 0,336.

T : 0,0503. F : 0,167. α : 0,84. T/F : 3.

En juillet 1907, sans raison apparente M... est pris de diarrhée. Celle-ci est d'emblée abondante, 7 à 8 selles dans les vingt-quatre heures, et se produit surtout la nuit et le matin au lever. Elle s'accompagne de douleurs peu intenses. Les coliques à siège variable précèdent l'expulsion de gaz sentant très mauvais et cessent aussitôt que les gaz sont expulsés par la bouche ou par l'anus.

Les selles sont liquides, jaunes sales et fétides. Le malade n'y a jamais remarqué de sang, ni de débris d'aliments non digérés.

Il vient consulter pour cette diarrhée le 10 novembre 1907.

Il a maigri de 2 kilogrammes en deux mois, mais il est surtout affaibli.

A l'examen rien de net n'est relevé; quoique le malade ait pris une tasse de café au lait peu de temps avant qu'on l'examine, il est impossible d'obtenir le bruit du clapotage gastrique. A la percussion la limite inférieure paraît être à 4 travers de doigt au-dessus de l'ombilic; après insufflation modérée, elle est à 2 travers de doigt au-dessus. L'insufflation se fait facilement et il ne semble pas qu'il y ait d'incontinence du néo-pylore.

L'exploration gastrique (20 novembre) montre la persistance d'une hyperchlorhydrie considérable.

En voici le résultat :

Rien à jeun.

60' — Liquide très abondant : 239 centimètres cubes bien émulsionné, filtré rapidement.

$$A : 0,204. \quad T : 0,372$$
$$H : 0,132. \quad F : 0,107$$
$$C : 0,073. \quad T/F : 2,22$$
$$H + C : 0,205 \quad \alpha : 0,93$$

Syntonine présence nette. Peptones peu abondantes. Réaction acétique nette.

Pendant trois semaines le malade suit le régime du lait, des purées et des pâtes et prend 8 grammes de bismuth le matin, 8 grammes le soir sans résultat aucun.

Aussi se décide-t-il à rentrer à l'hôpital le 10 février 1908.

10 février 1908. — Il a encore maigri de deux kilogrammes depuis le 11 novembre. Le ballonnement est encore considérable et les éructations fétides sont fréquentes.

A l'examen local le ventre apparaît régulièrement distendu.

La **recherche** du bruit de clapotage fait croire tout d'abord à une dilatation très grande de l'estomac. On produit facilement ce bruit autour et au-dessous de l'ombilic et même dans les fosses iliaques, mais l'insufflation montre que la limite inférieure de l'estomac reste au-dessus de l'ombilic. L'évacuation de l'estomac par la sonde ne fait pas disparaître le bruit de clapotage.

Sous l'influence du régime : lait, purées de légumes, viande moulinée et du bismuth, la diarrhée s'améliore un peu.

Le 17 février le malade n'a plus que 3 selles liquides par jour, mais les éructations fétides persistents. Examiné presque aussitôt après le repas, l'estomac n'est ni distendu ni douloureux.

L'épigastre est légèrement soulevé. L'abdomen est ballonné surtout dans sa portion sous-ombilicale. Les anses intestinales se dessinent sous la paroi, mais la percussion ne provoque pas leur peristaltisme, bien que le malade prétend avoir observé souvent leurs mouvements au moment de coliques. Le bruit de clapotage s'obtient toujours avec la même netteté dans les régions péri et sous-ombilicales.

Le foie a ses limites normales.

L'examen des autres organes ne révèlent rien de spécial.

Un examen gastrique pratiqué le 17 février donne les résultats suivants :

A jeun. — Le liquide extrait est abondant, 150 centimètres cubes, et se présente sous la forme d'une bouillie alimentaire.

Au microscope : nombreuses fibres végétales et musculaires, nombreux grains d'amidon, un grand nombre de gouttelettes graisseuses.

A : 0,051. H : 0. C : 0,080. H + C : 0,080.

T : 0,459. F : 0,379. α : 0,63. T/F : 1,21.

Après repas d'épreuve.

30 minutes. A : 0,204. H : 0,051. C : 0,168. H + C : 0,219.

T : 0,416. F : 0,197. α : 0,91. T/F : 2,11.

60 minutes. A : 0,292. H : 0,153. C : 0,146. H + C : 0,299.

T : 0,430. F : 0,131. α : 0,95. T/F : 3,28.

90 minutes. A : 0,262. H : 0,138. C : 0,132. H + C : 0,270.

T : 0,430. F : 0.160. α : 0,93. T/F : 2,63.

On aurait encore pu extraire du liquide après 90 minutes. Les peptones sont abondantes et la réaction de l'acide acétique est nette. Pas de suc pancréatique.

Pas de sang dans les fèces.

M... quitte l'hôpital le 25 février, un peu amélioré, mais loin d'être complétement guéri.

Rentré chez lui, il essaie de reprendre ses occupations, et, grâce à son patron qui lui confie un poste peu fatiguant, il gagne tant bien que mal sa vie.

Mais la diarrhée revient bientôt aussi abondante, et lorsqu'on revoit le malade le 10 mai 1908, il est plus pâle et plus maigre que jamais. Il a quatre selles nocturnes et est obligé d'aller aux cabinets trois ou quatre fois le matin avant de partir au travail. Les selles toujours liquides et jaunes ne renferment pas de débris alimentaires. Les douleurs sont presque nulles et accompagnent la diarrhée sous forme de légères coliques.

Les éructations ont une odeur infecte de matières fécales et il a entendu souvent ses camarades s'en plaindre.

Le ventre est légèrement ballonné. On ne sent pas de tumeur et on détermine nulle part de la douleur.

Le bruit de clapotage existe encore et est surtout marqué dans les fosses iliaques.

Par la percussion on obtient de la submatité dans la fosse

iliaque gauche. On détermine en même temps d'une façon très nette la contraction des anses intestinales et on voit celles-ci se dessiner et se mouvoir sous la paroi.

Étant donné tous ces symptômes, le diagnostic de fistule jéjuno-côlique n'est pas douteux et le malade fut adressé à Necker pour y être opéré par M. Gosset.

Opération le 19 juin 1908. — Laparotomie médiane sous-ombilicale au niveau de l'ancienne cicatrice. Exploration de l'estomac : il y a rétrécissement très net du pylore sans trace de néoplasme.

On cherche la gastro-entérostomie. On reconnaît l'anse supérieure de l'Y et le bout inférieur implanté dans l'estomac.

On constate que ce bout inférieur est intimement appliqué au côlon auquel il adhère, et par la palpation on ne sent pas d'induration au niveau de cette adhérence. On décolle l'intestin grêle du côlon transverse et on tombe de suite dans une perforation large comme une pièce de deux francs, entre le jejunum et la partie moyenne du côlon transverse.

On libère complètement jejunum et côlon transverse et on ferme par un double surjet la perforation jejunale et la perforation du côlon transverse. L'intestin ne paraît pas rétréci.

Durée de l'opération : 37 minutes.

Chloroforme : 48 cc. 8.

Diagnostic opératoire : ulcère peptique du jejunum ouvert dans le côlon transverse.

Les *suites opératoires* furent normales. Le malade sortit de l'hôpital le 3 août pour aller en convalescence à Vincennes.

Il a été revu le 18 décembre 1908. Aucun des troubles qu'il éprouvait auparavant ne s'est manifesté depuis l'intervention. La diarrhée, les éructations fétides ont complètement disparu. Les selles sont régulières (2 par jour), l'appétit est bon ; les digestions non troublées. L'état général est satisfaisant. Le poids qui était de 44 kilogrammes le 3 août est de 59 kilogrammes actuellement. Mais les forces ne sont pas encore complètement revenues. Les jambes sont faibles et M... n'a pas encore pu recommencer à travailler.

A l'examen physique le (ventre est souple, non ballonné. On n'obtient plus le bruit de clapotage intestinal et on ne provoque pas de péristaltisme par la percussion ou par des chiquenaudes.

Observation V (cas de Cackovic 1909, rapporté par Herbert Paterson). — *Gastro-jejunostomie. Trois ans après fistule jejuno-côlique.*

Homme de 38 ans.

La gastro-jejunostomie est pratiquée chez un homme qui a des troubles gastriques depuis l'âge de 16 ans.

Trois ans et deux mois après la gastro-jejunostomie on a noté les symptômes d'un ulcère.

On n'a pas pratiqué d'autres opérations chez le malade et il est mort six ans après la première opération.

A l'autopsie on a trouvé un ulcère sur le jejunum sur la face opposée à l'anastomose.

L'ulcère a perforé la face postérieure du côlon.

Observation VI. — (Cas d'Urrutia, de Saint-Sébastien, janvier 1912). — *Gastro-entérostomie pour sténose cicatricielle du pylore. Trois ans après fistule jejuno-côlique.*

Le 24 août 1911, M. le Dr Ramonède nous priait d'examiner un malade qui venait d'entrer dans sa clinique sans diagnostic précis.

Il s'agissait d'un homme de 49 ans auquel trois ans auparavant on avait pratiqué la gastro-entérostomie pour une sténose pylorique cicatricielle. Le résultat de l'opération avait été parfait car pendant deux ans cet homme put ingérer toute sorte d'aliments sans éprouver la moindre gêne du côté de l'appareil digestif.

Mais il y a quatorze mois il fut pris de diarrhée et il a perdu depuis ce moment 25 kilogrammes.

L'appétit est presque nul, il existe une soif ardente, l'haleine est fétide et par instant on constate des renvois d'odeur fécaloïde. Il n'y a pas eu de vomissements.

Il y eut d'abord 4 à 6 selles par jour, mais leur fréquence a suivi une marche progressive et depuis quatre mois ce malade a eu 10, 15 et même jusqu'à 20 selles par jour.

Il n'a jamais accusé de douleur abdominale. Les selles sont demi-liquides, jaunâtres, d'odeur acide. Leur réaction est très acide, et à l'aide du microscope on y reconnaît la présence de nombreuses gouttelettes de graisse, l'alimentation étant constituée ces jours-ci par du lait, des œufs et du poisson. On n'a jamais observé de débris alimentaires dans les selles.

Le malade est extrêmement amaigri et ne pèse que 42 kilogrammes avec une **stature** moyenne.

Il existe un certain **degré** de gonflement de la partie sous-ombilicale de l'abdomen et l'on constate l'existence de mouvements péristaltiques très **prononcés** de l'intestin grêle, mouvements accompagnés de bruits **hydro-aériques.**

On produit aisément le bruit de clapotage dans toute la région indiquée et particulièrement dans la fosse iliaque gauche.

On constate l'existence de matité dans les parties déclives de l'abdomen et cette matité change de place quand le malade change de position.

J'introduisis une sonde dans l'estomac sans extraire de liquide même au moyen de l'aspiration : le clapotage cependant restait invariable. L'insufflation pratiquée au moyen de ce tube permit de constater que la grande courbure se dessinait très nettement à 3 travers de doigt au-dessus de l'ombilic.

En résumé, chez un opéré de gastro-entérostomie apparaissent après deux ans des renvois d'odeur fécaloïde et le syndrome d'occlusion incomplète de l'intestin sur lequel M. Mathieu a tant insisté récemment : diarrhée persistante rebelle à tout traitement, péristaltisme intestinal, clapotage paradoxal et matité déclive.

Ce tableau clinique rappelait si exactement la description de M. Lion que je n'hésitai pas à diagnostiquer une fistule jejuno-côlique consécutive à une ulcération peptique du jejunum.

Ce diagnostic posait l'indication opératoire mais le très mauvais état général du malade épuisé par la diarrhée était de nature à faire douter du succès. Cependant en présence de l'insistance du malade et de sa famille, le Dr Ramonède consentit à faire l'opération le jour suivant.

Opération. — Il n'existait pas d'adhérences pariétales. L'épiploon soulevé, on vit que la partie moyenne de l'arc du côlon était fixée au sommet de l'anse du jejunum abouchée à l'estomac. Des adhérences unissaient aussi le côlon à l'estomac.

Le gros intestin possédait un calibre normal, sauf au niveau de l'union au jejunum : là existait un léger rétrécissement.

La partie du jejunum partant de la fistule était énormément distendue et remplie de liquide : elle descendait jusqu'à la fosse iliaque gauche.

Le Dr Ramonède procéda à la séparation du côlon, du jejunum et de l'estomac qui faisaient un tout confondu. On put voir alors que le côlon transverse à sa partie postérieure et le jejunum à sa face antérieure communiquaient par une perte de substance arrondie et régulière, large comme une pièce de un franc. Cet orifice s'ouvrait dans le jejunum immédiatement au-dessous de la bouche anastomotique gastro-intestinale. Entre les deux orifices se trouvait une cloison constituée par la paroi même de l'intestin de 5 millimètres à peu près d'épaisseur. Les bords de ces orifices muqueux étaient très régulièrement cicatrisés, d'apparence absolument normale et sans la moindre trace d'ulcération ni d'induration.

Cela fait, le chirurgien rétablit la gastro-entérostomie et referma séparément le côlon. Celui-ci, la suture faite, possédait un calibre normal.

Malheureusement le malade était trop affaibli pour une opération ce longue durée et il succombait au bout de trente-six heures par épuisement progressif.

Postérieurement le médecin du malade nous a appris qu'à plusieurs reprises la sonde stomacale avait ramené un liquide épais ayant les mêmes caractères que les matières fécales. L'opération a cependant démontré qu'il n'existait pas de communication directe entre l'estomac et le côlon. Le fait signalé trouve sans doute son explication dans la proximité des deux anastomoses, proximité permettant au contenu du côlon de refluer dans l'estomac au moment du sondage.

Observation VII (cas de Urrutia, de Saint-Sébastien, décembre 1912). — *Gastro-entérostomie postérieure rétro-côlique en janvier 1910. Fistule jejuno-côlique à 3 centimètres au-dessous de la bouche anastomotique opérée en octobre 1912.*

E. Y..., 48 ans, me consultait en janvier 1910 pour un rétrécissement cicatriciel du pylore. Après quinze années de douleurs de type tardif, il eut une hématémèse et finalement une rétention matinale très marquée des aliments avec acide chlorhydrique libre en quantité excessive et mouvements péristaltiques visibles de l'estomac, très accentués.

Étant donné l'insuccès du traitement médical, je conseillai l'opération qui fut pratiquée par le Dr Ramonède le 6 janvier (gastro-entérostomie postérieure rétro-côlique). L'opération permit de constater que le pylore était induré, fibreux et adhérent à la face inférieure du foie.

L'opéré présenta une amélioration rapide et son poids passa en peu de temps de 68 à 85 kilogrammes. Mais doué d'un appétit extraordinaire et adonné aux boissons alcooliques, il se livra pendant deux ans et demi à toutes sortes d'excès.

Ainsi, il reparaît à ma consultation le 23 septembre 1912, amaigri et pâle. Il me raconte que depuis deux mois il est atteint d'une diarrhée extrêmement abondante et qu'il a de 15 à 20 selles par jour.

Il a de l'œdème aux malléoles et son poids est tombé de 85 kilogrammes à 67 en très peu de temps.

L'examen du thorax ne révèle rien de particulier et les urines ne renferment ni albumine ni glycose.

L'haleine a une odeur fécaloïde et le malade assure avoir

vomi, dans certains cas, des matières d'un aspect semblable à celui des matières fécales. Il n'a jamais observé qu'il rendit dans ses selles des fragments d'aliments non digérés. Il éprouve de constants borborygmes au ventre.

L'examen de l'abdomen n'offre rien d'anormal au premier aspect. Mais il s'y trouve un bruit de succussion hippocratique même à jeun, et après m'être assuré de l'état de vacuité de l'estomac au moyen de la sonde.

Le sondage avec aspiration pratiqué à jeun nous fournit environ 100 centimètres cubes d'un liquide épais, jaunâtre, d'odeur fécaloïde. L'aspect est tout à fait identique à celui des matières fécales que ce même jour vient de nous apporter le malade. Cette identité se retrouve particulièrement dans l'examen microscopique : gouttes graisseuses, grains d'amidon, de pomme de terre et fibres musculaires abondantes, dont la structure est mal conservée. Réaction acide de part et d'autre.

A la suite du déjeuner d'Éwald, le liquide extrait présente de l'acide chlorhydrique en excès.

L'examen radioscopique montre que la grande courbure dans la station debout reste fixée à trois travers de doigt au-dessus de l'ombilic, fait qui suggère l'idée d'adhérences. Nous n'observons pas que le bismuth franchise le pylore ; par contre nous voyons que vers la gauche l'ombre s'allonge un peu et s'étend, fait qui devient plus évident en repoussant avec la main la masse bismuthée vers cette zone. C'est dans ce point que l'estomac évacue son contenu vers l'intestin.

Le Dr Ramonède procède à l'opération le 2 octobre. Le premier temps en fut extrêmement laborieux à cause des adhérences dont la séparation fut nécessaire pour libérer les organes.

On put enfin observer que l'arc du côlon à sa partie moyenne était adhérent au jejunum et qu'il était dans ce point épais et induré. A partir de cette union le jejunum, considérablement dilaté et plein de liquide descendait vers la fosse iliaque gauche.

La séparation du jejunum d'avec le côlon se fit sans difficultés et l'on put alors se rendre un compte exact de la lésion. L'anastomose gastro-jejunale faite par le chirurgien était intacte et de la grandeur d'une pièce de 2 francs. Au travers d'elle faisait hernie la paroi opposée de l'estomac et le doigt, en y pénétrant en appréciait très nettement le contour.

C'est à 3 centimètres environ au-dessous de cette anastomose que le jejunum présentait une perforation arrondie, en sa face antérieure, de la grandeur d'une pièce de 1 franc. Cet intestin était à ce niveau et dans tout son pourtour aminci et friable de telles sortes qu'au cours des manœuvres opératoires il fut presque entièrement sectionné.

Le côlon transverse présentait à sa face postérieure une solution de continuité de grandeur égale et il était induré et rétréci immédiatement en aval de la fistule. Les bords de l'un et de l'autre orifices avaient une couleur blanchâtre et étaient épaissis mais friables. On ferma séparément les deux orifices et on dut réunir les bords de la déchirure du jejunum presque entièrement sectionné.

Les sutures terminées l'intestin grêle et le côlon conservaient encore un calibre sensiblement normal.

Le cours de la guérison ne fut interrompu par aucun incident particulier et au bout de quelques jours le malade put prendre des aliments et abandonner la clinique en très bonne santé n'ayant chaque jour qu'une selle d'apparence normale.

III. — Fistules jejuno et gastro-côliques associées

Observation VIII (cas de Kaufmann, 1905). — *Ulcère peptique après gastro-entérostomie avec formation d'une double fistule gastro-côlique et jejuno-côlique ; oblitération complète de la gastro-anastomose.*

Le malade, âgé de 44 ans, en 1901, a été gastro-entérostomisé trois ans auparavant ; les examens du contenu gastrique montraient une insuffisance motrice, une hyperàcidité constante et toujours s'accroissant.

Trois fois (juin 1898, mai 1899, octobre 1901) il y eut des hématémèses. En décembre 1899, le malade présenta des signes de perforation avec péritonite localisée et tuméfaction dans la région pylorique. Après disposition des phénomènes aigus, on sentait une tumeur pylorique très dure, du volume d'une petite pomme. Cette tumeur était facilement palpable après les hémorragies, et pendant les grands accès gastriques, tandis qu'au contraire dans les intervalles où il n'y avait pas de douleur, surtout après les cures d'ulcère, elle devenait beaucoup plus petite et quelquefois à peine perceptible. Ces cures d'ulcère rigoureuses (lit, alimentation rectale, diète lactée, etc.) ont été employées trois fois, en même temps qu'à d'autres moments on prescrit le traitement local de l'estomac (solution de nitrate d'argent, bismuth, etc.). De plus, le malade a supporté une cure de frictions très énergiques, car un médecin avait diagnostiqué la syphilis d'après les lésions des mains et des lèvres. Le malade lui-même et un autre de ses médecins nient énergiquement la syphilis. Les frictions n'avaient en apparence aucune influence sur l'estomac ; et, neuf mois après ces frictions, troisième hématémèse très abondante. Puis vomissements alimentaires mélangés de sang. Devant ces signes de sténose de plus en plus marqués, et ces hémorragies répétées, on décida la gastro-entérostomie.

Opération faite en décembre 1901 par le Dr Lange. On trouve le pylore épaissi et adhérent par sa paroi postérieure ; à la paroi antérieure, on trouve une quantité de taches blanchâtres avec épaississement de la séreuse, une de ces taches, probablement le siège d'une perforation antérieure, est rétractée en étoile. Gastro-entérostomie rétro-côlique avec entéro-anastomose complémentaire. Sutures à la soie ; l'anse fut fixée très haut ; et après fixation il y avait formation d'un angle aigu.

Pendant trois mois, pas de troubles gastriques ; le malade engraisse de 25 livres.

Puis les troubles gastriques reprennent, assez atténués d'abord : pesanteur et malaises quelques heures après les repas. Puis des douleurs plus prononcées, avec des intervalles sans aucun trouble.

Un examen fait en mai 1902 montra un estomac atone, volumineux, avec pylore très nettement sensible et épaissi, et hyperacidité considérable après le repas d'épreuve.

En octobre 1902, surviennent des symptômes cérébraux qui durent plusieurs semaines, puis rétrocèdent : troubles de la parole et de l'écriture, perte de la mémoire et tremblement des muscles, réflexes tendineux exagérés, crampes légères et périodes de perte de connaissance, pupilles irrégulières et paresseuses, papillite légère des deux côtés. Cure des frictions très énergiques et grandes doses d'iodure de potassium.

En février et mars 1903, de nouveau des accès de courte du-

rée de troubles psychiques, et ensuite plus aucun symptôme céré-
bral.

En avril 1903, les douleurs augmentent du côté de l'abdomen,
avec caractère très violent et dominent le tableau clinique. Elles
apparaissent à tout moment de la journée et tellement intenses
que seule la morphine les soulage.

En novembre 1903, pour le première fois, renvois avec odeur
d'hydrogène sulfuré et quelques jours après le malade rend des
matières nettement fécaloïdes. Lavages réguliers d'estomac : les
vomissements disparaissent, mais les renvois sulfurés persistent,
et au lavage on note la présence presque constante de matière
fécale dans l'estomac. L'hyperacidité est très nette et on n'a pas
observé la stagnation stomacale des aliments absorbés.

Dans les matières rendues, on n'observe jamais de matières
non digérées.

Les selles sont très régulières, quelquefois retardées pendant
les crises douloureuses ; les matières sont un peu molles, gris
clair, bien digérées, très riches en bactéries.

En somme, l'observation montre qu'il n'y a pas de stase alimentaire de l'estomac, et qu'il y a passage des matières fécales
dans l'estomac. La fistule gastro-côlique était établie d'après
l'observation suivante : après avoir fait un lavage gastrique et
ramené des matières, on fait un lavage du rectum et du côlon ;
lorsque le liquide revient clair, on introduit sous faible pression
dans le rectum une solution de lycopode avec violet de gentiane ;
alors on introduit la sonde stomacale et on retire des matières
fécales qui montrent à l'examen microscopique des grains de lycopode.

Pendant l'hiver 1904-1905, l'état du malade devient insup-
portable ; trois cures de frictions, avril 1903, janvier 1904, juin

1905 ont amené si peu de modification de même que les autres modes de traitement que tout cela conduit à une nouvelle tentative opératoire pour fermer la fistule.

Opération faite le 7 mars 1905 par le Dr Gorsser. Nous trouvâmes la partie moyenne du côlon transverse un peu tendue et rétrécie et adhérente aux parties voisines, notamment en haut avec la grande courbure de l'estomac et en arrière avec l'anse jejunale anastomosée. Le sommet de cette anse très dilatée était caché derrière le côlon. Après que le côlon eut été rejeté en haut, on remarque une union entre la paroi postérieure du côlon et un diverticule de l'anse jejunale, diverticule créé probablement par traction.

Après incision de cette adhérence, il apparaît un canal ouvert, unissant la cavité du côlon avec le jejunum. Les bords étaient lisses des deux côtés, sans surface ulcéreuse et sans épaississement. On constate le passage direct de la muqueuse du côlon à celle du jejunum. Les deux ouvertures ont été fermées par les sutures de Lambert ; le côlon une fois remis en place et après destruction d'une série d'adhérences entre le côlon et l'estomac, on découvre une deuxième fusion plus étendue entre la suface supérieure du côlon transverse et la paroi postérieure de l'estomac près de la grande courbure. Celle-là apparut aussi après incision comme un canal ouvert de l'estomac dans le côlon est passage direct; ici aussi on pose des sutures de Lambert et ainsi on a oblitéré les deux fistules. Le côlon qui se trouvait déjà à ce niveau-là un peu rétréci a été encore rétréci par deux rangées de sutures et on a dû craindre une sténose. Alors nous nous trouvons à choisir entre une résection de cette partie du côlon rétréci, ou une anastomose du côlon avec la flexure sigmoïde. On se décide pour ce dernie·

procédé, car les adhérences très étendues et très fermes du côlon en arrière, auraient rendu la résection très téméraire. Alors
en emploie le bouton de Murphy, car l'opération a déjà duré
trois heures.

Suites opératoires. — Pendant les premiers six jours, convalescence normale et le sixième jour phénomènes de perforation
et collapsus: une laparotomie immédiate montra une perforation
au niveau de la flexure sigmoïde, au niveau du bouton de Murphy, occasionnée par une nécrose circulaire survenue au niveau
du bouton. Mort immédiatement après ouverture de l'abdomen.

Autopsie. — Des faits révélés par l'autopsie, je veux surtout
relater les rapports des fistules. Après avoir enlevé les fils des
ouvertures fistuleuses déjà guéries, après avoir ouvert l'estomac,
le côlon et le jejunum, on pouvait constater les choses suivan-
tes :

1° Un trou dans la paroi postérieure de l'estomac près de la
grande courbure, du diamètre de un centimètre traversant entièrement à ce niveau la paroi très épaissie. L'orifice du côté de
l'estomac est entouré par des replis muqueux très hypertro-
phiés, dont un a recouvert le trou si complètement que celui-ci
n'apparaît qu'après avoir relevé ce pli, celui-ci agissant comme
une sorte de soupape.

2° Les deux orifices au niveau du côlon se trouvent l'un près
de l'autre ; en enlevant les sutures le fond étroit qui se trouvait
entre eux fut détruit. L'orifice supérieur correspond au trou
gastrique, l'inférieur au trou jejunal. Les deux fistules gastro-
côlique et jejuno-côlique se superposent, de telle sorte qu'une
sonde peut être introduite directement de l'estomac vers les deux
orifices dans le côlon ou dans le jejunum.

3° L'orifice fistuleux du jejunum se trouve dans un diverticule de la branche descendante de l'anse. Celle-ci est très dilatée et recouvre complètement la portion ascendante. Cette dernière est très courte et forme une ligne droite presque verticale du pli duodéno-jejunal vers le sommet de l'anse.

Le sommet de l'anse est intimement uni à la surface inférieure du mésocôlon transverse ; mais il ne se dirige pas à travers le mésocôlon ; il ne se trouve en aucun rapport direct avec l'estomac. Quant à la gastro-anastomose faite en 1901 on n'en trouve plus aucune trace au niveau de l'estomac. La jejunostomie complémentaire est encore ouverte quoique très étroite et à peu près à 5 centimètres au-dessous du sommet de l'anse, presque en face de la fistule jejuno-côlique.

Le pylore est perméable ; mais au niveau d'un point rétréci on trouve sur la muqueuse une cicatrice dure d'un vieil ulcère.

Le côlon transverse est épaissi au niveau des fistules. Il présente à ce niveau 7 centimètres de circonférence une fois incisé, tandis que la portion sous-hépatique mesure 10 centimètres. Le côlon descendant a en moyenne 4 cm. 1/4.

A un examen très approfondi, aucune lésion anatomique de syphilis, ni dans les organes internes, ni dans le testicule, ni dans le cerveau. A peine quelques altérations au niveau de la pie-mère et de la dure-mère.

Observation IX (cas de E. de Herezel, 1905). — *Gastro-entérostomie en 1896. Opéré en 1903 d'une fistule jejuno et gastro-côlique.*

Le malade était un confrère de 37 ans chez qui j'exécutai en 1896 une gastro-entérostomie rétro-côlique indiquée par des douleurs durant depuis de longues années, des vomissements continuels et un amaigrissement considérable.

Après l'opération le malade augmenta de 14 livres et se porta tout à fait bien pendant cinq ans. En 1902 des éructations fétides se produisirent, puis quelques temps après de la diarrhée et des vomissements. Ces derniers devinrent de plus en plus fréquents et depuis le commencement de 1903, ils étaient presque invincibles. Amaigrissement rapide.

L'opération, exécutée en juillet 1903 avec le diagnostic dé fistule gastro-côlique montra sur l'anse afférente du jejunum, vis à vis de la bouche gastro-intestinale, un ulcère qui perforait dans le gros intestin. On vit qu'à l'endroit de la gastro-entérostomie la muqueuse de l'intestin grêle et de l'estomac se continuait avec celle du gros intestin. La communication de l'estomac et du côlon transverse était large de plus d'un pouce et à bords nets.

Ayant péniblement séparé les différentes parties de l'intestin composant la fistule, je ravivai les bords de la muqueuse stomacale et intestinale et je refis l'ancienne gastro-entérostomie. Je fermai l'orifice creusé dans le gros intestin.

La guérison fut rapide. Plus tard survinrent des suppurations tuberculeuses des ganglions lymphatiques cervicaux et un épanchement pleural. Mais le malade se rétablit et se trouve maintenant tout à fait bien.

Observation X (cas de M. Lion, 1910). — *Sténose du pylore. Gastro-entérostomie postérieure en Y en 1906. Fistules jejuno-côlique et gastro-côlique en 1909.*

V..., 47 ans, viticulteur, vient à la consultation de M. Lion, à la Pitié, pour la première fois le 11 juin 1904.

Il n'a eu aucune maladie jusqu'à l'âge de 22 ans. Il contracta alors la syphilis. Il partit à Panama ; pendant un séjour de dix ans dans ce pays il n'eut que quelques accès peu violents de paludisme. De retour en France, en 1896, il est bien portant et n'a plus que de rares accès très légers de fièvre intermittente. Il fait remarquer que malgré une alimentation fort mauvaise il n'a ressenti à Panama aucun trouble dyspeptique.

En 1898, apparurent les premiers symptômes de la maladie actuelle : crampes à l'épigastre quelques heures après les repas et sensation de faim presque angoissante. Les phénomènes douloureux se reproduisaient tous les deux ou trois mois, sous forme de crises de huit à quinze jours de durée.

Au commencement de l'année 1903 apparaissent pour la première fois les vomissements. Ils se produisent au moment des crises, une heure à une heure et demie après le repas, et sont alimentaires et bilieux. Ils sont très pénibles, mais sont suivis d'une cédation presque immédiate de la douleur.

Les crises sont toujours intermittentes. Espérant s'y mieux porter le malade s'installe à la campagne. Son état reste à peu près stationnaire, avec des périodes de santé parfaite dans l'intervalle des crises jusqu'en 1904.

A partir de janvier 1904, les crises douloureuses suivies de vomissements deviennent plus fréquentes, et, en mars, elles sont quotidiennes. Le pyrosis et les régurgitations acides sont habituels. A signaler à cette époque un vomissement noir.

Le régime lacté absolu amène une accalmie, les crises s'espacent et le malade reste une fois trois semaines sans souffrir, mais, comme l'amaigrissement fait de rapides progrès il vient nous consulter le 11 juin 1904.

De taille assez élevé, 1 m. 70, il apparaît amaigri ; son poids est de 53 kgr. 600. Son teint est un peu pâle.

A l'examen de la région épigastrique, on constate une agitation péristaltique très prononcée. Le malade accuse au moment où se produit ce phénomène une sensation de serrement qui commence à deux travers de doigt à gauche de l'ombilic et se déplace en remontant vers la pointe de l'appendice xiphoïde. L'estomac est dilaté. Le bruit de clapotage s'obtient à deux travers de doigt au-dessous de l'ombilic.

Les fausses côtes sont très saillantes. Le foie les déborde, mais il est légèrement abaissé et la hauteur de la matité au plessigraphe est normale (11 cm.).

L'examen des différents systèmes, circulatoire, pulmonaire, nerveux, ne révèle rien d'anormal.

Pas d'albumine ni de sucre dans les urines.

Le 14 juin, le tubage à jeun ramène 370 centimètres cubes de liquide légèrement bilieux. Ce liquide, laissé au repos, donne un fort culot résiduel dans lequel on ne constate la présence d'aucun résidu élémentaire reconnaissable à l'œil nu ; le malade était soumis aux lavages d'estomac depuis plusieurs jours et il n'avait mangé la veille au soir que deux œufs et un peu de pain. Au microscope nombreux grains d'amidon.

L'analyse chimique de ce liquide donne les résultats suivants :

$$\left.\begin{array}{l} \text{H} : 0{,}110 \\ \text{C} : 0{,}109 \end{array}\right\} = 0{,}219 \qquad \begin{array}{ll} \text{T} : 0{,}438 & \text{A} : 0{,}189 \\ \text{F} : 0{,}219 & \alpha : 0{,}72 \end{array} \qquad \frac{\text{T}}{\text{F}} = 2$$

Pas de réaction des acides gras.

On donne le repas d'Ewald. Soixante minutes après on en fait l'extraction. Le liquide est très abondant. L'analyse chimique fournit les chiffres suivants :

$$\left.\begin{array}{l} \text{H} : 0{,}161 \\ \text{C} : 0{,}138 \end{array}\right\} = 0{,}299 \qquad \begin{array}{ll} \text{T} : 0{,}423 & \text{A} : 0{,}321 \\ \text{F} : 0{,}124 & \alpha : 1{,}16 \end{array} \qquad \frac{\text{T}}{\text{F}} = 3{,}41$$

Fermentation acétique forte. Syntonine ; présence. HCl libre :
présence. Peptone : présence.

On maintient le régime lacté, mais on permet au malade deux
repas de viande par semaine. Lavages d'estomac.

Le malade s'améliore assez rapidement et son poids s'élève
progressivement de 53 kgr. 600 (14 juin 1904) à 67 kilogrammes
(mai 1905). Mais chaque fois qu'il veut laisser le régime lacté
presqu'exclusif et qu'il essaye un régime plus substantiel, il est
repris, au bout de un à trois jours, de crises douloureuses avec
brûlures, envies de vomir, rarement vomissements. Un lavage
d'estomac pratiqué le matin à jeun ramène alors les résidus alimentaires reconnaissables à l'œil nu. Il suffit toutefois de quelques lavages et de la reprise du régime lacté pour faire disparaître ces résidus.

L'état général étant satisfaisant nous insistons pour que le
malade entre en chirurgie.

Examen le 21 mai 1906. Les phénomènes douloureux sont
très atténués, le malade accuse seulement un peu de pesanteur
épigastrique après les repas. L'appétit est bon. La langue est
blanche humide.

L'estomac est distendu et apparaît comme insufflé. La limite
supérieure est à le sixième côte, la limite inférieure dont le contour se suit au doigt et à l'œil est à un petit travers de doigt au-
dessous de l'ombilic. L'organe semble surtout dilaté transversalement et placé au travers du creux épigastrique ; ses diamètres
mesurant 13 centimètres et 25 centimètres. Il est le siège de
fortes ondulations péristaltiques qui partent des fausses côtes
gauches, se dirigent vers l'ombilic et vont s'éteindre un peu à
droite de la ligne médiane.

Pas de sensibilité à la palpation. Aucune induration, aucune tumeur. L'abdomen est souple. Les fonctions intestinales sont régulières. Le foie remonte jusqu'au bord supérieur de la sixième côte, il déborde d'un petit travers de doigt les fausses côtes. La hauteur est de 11 centimètres.

La rate est perceptible à la percussion sur une étendue de deux travers de doigt. Cœur et pancréas sains.

Urines normales.

Du côté du système nerveux : pas d'Argyll ; réflexes rotuliens forts ; aucun trouble de la sensibilité générale ou spéciale.

Tubage à jeun le 2 mai. Le malade a fait la veille au soir un repas composé de viande, de légumes et de pain. On extrait 30 centimètres cubes environ d'un liquide légèrement verdâtre renfermant deux ou trois débris de légume nettement reconnaissable à l'œil nu.

Opération le 25 mai 1906 (MM. Terrier et Gosset). Gastro-entérostomie postérieure en Y.

Suites opératoires régulières.

19 juin 1906. — Bon état général. Poids 62 kgr. 300, aucun trouble fonctionnel.

Langue humide et rosée.

Cicatrice sous-ombilicale souple. Aucune sensibilité à la palpation. Limite supérieure de l'estomac au niveau de la sixième côte. A droite de la cicatrice médiane on perçoit à deux travers de doigt au-dessus de l'ombilic, un claquement plutôt qu'un bruit de clapotage vrai. Cette partie de l'estomac dessine toujours sous la paroi une certaine saillie.

Par la sonde, à jeun, on retire 93 centimètres cubes de liquide laissant déposer, par le repos une fine poussière qui n'est mélangée d'aucun résidu alimentaire reconnaissable à l'œil nu. Quelques petits débris de feuilles de légumes surnagent sur le liquide. Au microscope: Fibres végétales, assez nombreux grains d'amidon, gouttelettes graisseuses.

Analyse chimique :

$$H : 0{,}080 \left.\vphantom{\begin{matrix}a\\b\end{matrix}}\right\} = 0{,}197 \qquad \begin{matrix} T : 0{,}335 & A : 0{,}204 \\ F : 0{,}138 & \alpha : 1{,}05 \end{matrix} \qquad \frac{T}{F} = 2{,}42$$

Syntonine, néant. Peptone, présence. Réaction acétique.

Recherche du suc pancréatique négative.

Suc extrait soixante minutes après le repas d'Ewald. Liquide très abondant, peu coloré, ne contenant pas de résidus alimentaires, filtre lentement.

$$H : 0{,}145 \left.\vphantom{\begin{matrix}a\\b\end{matrix}}\right\} = 0{,}247 \qquad \begin{matrix} T : 0{,}401 & A : 0{,}233 \\ F : 0{,}154 & \alpha : 0{,}86 \end{matrix} \qquad \frac{T}{F} = 2{,}62$$

Syntonine, traces légères. Peptones, moyennement abondandantes. Réaction acétique, légère.

Recherche du suc pancréatique, négative.

29 juin 1906. — Nouvelle exploration avec la sonde à jeun. On ne retire que 11 centimètres cubes de liquide limpide, ne contenant aucun résidu alimentaire reconnaissable à l'œil nu.

26 juin 1907. — Etat général très satisfaisant. Poids 61 kilogrammes. Retour complet des forces qui permettent plusieurs heures de marche sans fatigue.

Le malade est au régime dyspeptique simple : viandes rôties ou grillées, légumes verts hachés, féculents décortiqués, fruits, œufs, laitages, etc., eau comme boisson.

L'appétit est excellent; pas de nausées, pas de vomissements; pas de douleurs vraies; les selles sont régulières. Mais les digestions sont un peu difficiles; fréquemment le malade ressent des

brûlures pendant des périodes de deux ou trois jours de durée ;
il est en butte à de nombreuses flatulences.

Le tubage à jeun donne 131 centimètres cubes de liquide contenant quelques débris d'asperges reconnaissables à l'œil nu. Au
microscope : grains d'amidons, gouttelettes graisseuses, fibres
végétales et musculaires.

L'analyse fournit :

$$H : 0,116 \atop C : 0,095 \Big\} = 0,211 \qquad T : 0,159 \quad A : 0,204 \qquad \frac{T}{F} = 1,85$$
$$F : 0,248 \quad \alpha : 0,92$$

Réaction acétique prononcée.

Soixante minutes après le repas d'épreuve : liquide très abondant (228 cent. cubes), mal émulsionné, très coloré, filtrant facilement.

$$H : 0,057 \atop C : 0,133 \Big\} = 0,190 \qquad T : 0,372 \quad A : 0,219 \qquad \frac{T}{F} = 2,04$$
$$F : 0,182 \quad \alpha : 1,21$$

Syntonine abondante. Peptone, peu.

Réaction acétique prononcée.

26 octobre 1909. — La malade vient nous retrouver pour des
accidents nouveaux. Voici la note que nous remet son frère qui
est médecin.

« En juin 1909, après une période excellente avec embonpoint
« relatif, sans aucune douleur, sans malaise appréciable, survient
« une diarrhée abondante (6 à 10 selles dans les 24 heures),
« tenace, qui résiste à l'usage du bismuth. Toutefois sauf un
« amaigrissement très notable, l'état général reste assez bon.
« Les lavages d'estomac pratiqués mensuellement ramènent un
« liquide clair sans aucun débris.

« Brusquement, le 31 août, après une journée de surmenage

« (marche prolongée), apparition de nausées, des pesanteurs à
« la région ombilicale, puis des vomissements alimentaires. Dé-
« pression physique très marquée, insomnie. Ballonnement abdo-
« minal moyennement accusé, mouvements péristaltiques des
« anses intestinales d'une fréquence et d'une intensité extrême.
« Bruit étrange comparable à celui d'un liquide tombant d'une
« certaine hauteur, perceptible à une distance de plusieurs mè-
« tres. Un peu au-dessus de l'ombilic, la pression exercée sur
« la paroi provoque de la douleur.

« Le lendemain 1er septembre, aggravation des symptômes
« précédants. La douleur sous-ombilicale se produit spontané-
« ment d'une façon intermittente mais très violente. Les con·
« tractions de l'estomac et le péristaltisme intestinal sont inces-
« sants. L'intolérance pour les aliments est presque absolue. Le
« malade absorbe dans les vingt-quatre heures un demi-litre de
« lait et un peu de potage au lait.

« Le 2 septembre, on pratique un lavage d'estomac qui ramène
« d'abondantes matières noirâtres, d'odeur fécaloïde si péné-
« trante qu'elle gagne les pièces voisines. Pendant l'introduction
« du tube il s'était déjà dégagé des gaz fétides ayant l'odeur de
« l'hydrogène sulfuré. Pendant cette journée du 2 septembre, les
« douleurs s'atténuent. Le malade tolère mieux les aliments
« (lait et crème). Il n'a pas de vomissements, mais des éructa-
« tions d'odeur fécaloïdes fréquentes. Diminution du péristal-
« tisme et des borborygmes. Constipation depuis vingt-quatre
« heures. Le 3, 4 et 5 septembre, amélioration.

« Le 6 septembre, retour de la diarrhée. Celle-ci disparaît fin
« septembre à la suite du pansement au bismuth et de prise d'éli-
« xir parégorique. Du 2 septembre au 26 octobre les lavages
« d'estomac conservent les mêmes caractères. Ils répandent une

« odeur fécaloïde très intense et ramènent des matières épaisses,
« noirâtres, nettement fécaloïdes. L'amaigrissement et la perte
« des forces font de rapides progrès. »

Le 26 octobre je pratique l'examen physique du malade. Il
existe un péristaltisme intestinal par moment très accentué et
qui frappe à première vue. A la palpation, on sent, au-dessous
de l'ombilic, transversalement placé à gauche de la ligne médiane mais débordant cette ligne sur la droite, un plan profond
un peu résistant et comme constitué par des tissus inégalement
indurés. Un bruit de clapotage des plus nets occupe toute la
partie inférieure de l'abdomen, principalement dans les flancs
tandis qu'au niveau de l'épigastre existe un tympanisme assez
prononcé. L'insufflation de l'estomac montre que cet organe est
transversalement couché dans la région sus-ombilicale, sa partie
la plus large siégeant à gauche au-dessous des fausses côtes. Le
bruit de clapotage perçu dans la partie inférieure du ventre est
indépendante, il appartient à l'intestin.

Le malade est très amaigri. Son poids est de 50 kgr. 900.

Un examen pratiqué le 27 octobre a donné les résultats suivants.

Pas de liquide à jeun.

Soixante-minutes après le repas d'Ewald, on retire 482 centimètres cubes de liquide, bien émulsionné, filtrant rapidement,
de teinte légèrement rosée (malgré cette coloration la réaction
de Weber est négative).

$$H : 0,102 \atop C : 0,139 \Big\} = 0,241 \qquad {T : 0,423 \atop F : 0,182} \quad {A : 0,262 \atop \alpha : 1,15} \qquad \frac{T}{F} = 2,32$$

Peptones assez abondantes.

Réaction acétique très prononcée.

30 octobre. — L'examen radioscopique de l'estomac est pratiqué avec l'aide de M. le Dr Barret : nous en reproduisons l'orthodiagramme (fig. I).

Fig. 1.

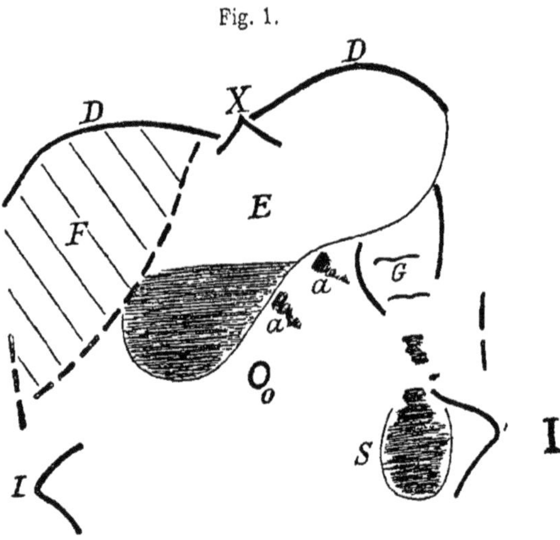

FIGURE 1

Orthodiagramme 1/3 grandeur nature

X Angle xiphoïdien.
D Voûts diaphragmatiques.
I Épines iliaques.
O Ombilic.
F Foie.
E Estomac renfermant le lait de bismuth gommé dans sa partie la plus déclive.

a, a, Bismuth s'échappant de l'estomac dans l'intestin en deux points distincts.
S Bismuth descendant dans l'anse sigmoïde.
G Partie supérieure du colon descendant, distendue par des gaz.

L'estomac occupe l'épigastre, placé transversalement et un peu obliquement de haut en bas et de gauche à droite. Le lait de bismuth occupe son extrémité droite. On voit le bismuth filé par deux orifices très voisins et passé rapidement dans le côlon descendant.

Il ne paraît pas douteux qu'il existe deux fistules dont l'une fait communiquer directement l'estomac avec le gros intestin.

La forme et la direction de l'estomac sont telles que le niveau du liquide est bientôt inférieur au point où siège la fistule la plus élevée et qu'il est nécessaire, pour la faire jouer, de faire pencher le malade fortement vers la gauche.

9 novembre. — Mieux sensible. L'appétit est assez bon. Il n'y a pas eu de vomissements depuis huit jours. Les matières ramenées par le lavage stomacale ont une odeur moins fétide, et sont beaucoup moins abondantes, mais elles sont toujours fécaloïdes.

Aucune douleur au cours des digestions qui sont moins laborieuses. Les mouvements péristaltiques sont très atténuées ainsi que les borborygmes. On ne perçoit plus, au cours des digestions, le bruit tout particulier, si net au début, de liquide qui tombe d'une certaine hauteur, de liquide qu'on transvase d'un récipient dans un autre.

Le malade se trouve bien dans la position assise après le repas. Cette position semble mieux assurer le passage du contenu stomacal dans l'intestin et diminuer le reflux des matières de l'intestin dans l'estomac.

Les selles sont moulées, presque régulières. Les pansements au bismuth amènent même des périodes de constipation de un ou plusieurs jours.

Le malade est tubé à jeun. On ne retire que quelques centimètres cubes de liquide n'ayant pas l'odeur fécaloïde.

On le soumet à l'épreuve de Kaufmann. Le rectum ayant été vidé par un grand lavement, on y injecte 100 grammes d'eau tenant en suspension des graines de lycopode colorées au violet de gentiane. On pratique quelques moments après un lavage d'estomac et on recherche ces graines dans le liquide extrait, à l'aide du microscope. Cette épreuve reste négative.

A partir du 15 novembre le caractère des lavages se modifie sensiblement. Leur odeur devient à peine désagréable et leur couleur est jaunâtre. Les digestions redeviennent laborieuses et s'accompagnent de flatulences pénibles. Dans les premiers jours de décembre, deux vomissements provoqués par la toux la nuit, l'un deux entraîne le rejet de matières extrêmement acides.

Le 21 décembre. — Grande aggravation depuis quelques jours. Les lavages sont beaucoup moins fétides et moins fécaloïdes d'aspect, mais le malade vomit presque tout ce qu'il prend. Il en résulte une déperdition très rapide et très inquiétante des forces.

Le 27 décembre. Opération par M. Gosset. — On arrive sans difficulté jusqu'au point où le jejunum et le côlon adhérent entre eux. La fistule jéjuno-côlique est très voisine de la bouche de la gastro-anastomose et en détruisant l'un on détruit l'autre. Par l'ouverture gastrique, on passe une sonde cannelée et on trouve avec une certaine difficulté une fistule gastro-côlique étroite et peu perméable.

Les orifices fistulaires jéjunale et côlique, une fois les deux anses jéjuno-côliques séparées, apparaissent assez grandes et allongées, de forme élliptique et un peu irrégulière. On suture ces orifices ainsi que l'ouverture gastrique.

Le gros intestin ne paraît pas extrêmement rétréci, et on ne juge pas indispensable de pratiquer une entéro-anastomose.

La communication entre le jejunum et l'estomac est rétablie gastro-entérostomie antérieure).

Suites opératoires : le malade meurt peu de jours après l'intervention.

Observation XI (cas de M. Dujarier, 1911). — *Gastro-enté-rostomie. Un an après fistules jéjuno et gastro-côlique. Large perte de substance.*

Il s'agit d'un ulcère opéré à Beaujon par gastro-entérostomie. Moins d'un an après l'intervention, nous vîmes ce malade atteint d'une diarrhée avec lientérie ayant amené un degré de cachexie extrême. En l'interrogant, nous apprenons qu'il avait parfois des régurgitations fécaloïdes.

A l'intervention nous trouvâmes un vaste cloaque qui faisait communiquer l'estomac, le jejunum et le côlon transverse. Mais, contrairement aux cas publiés jusqu'ici, la communication gas-tro-côlique était énorme, 10 à 12 centimètres au moins, si bien que nous dûmes pratiquer une large colectomie avec réfection de la bouche gastro-jéjunale.

Le malade ne survécut pas d'ailleurs à cette intervention, beaucoup trop grave pour son état général précaire.

ÉTIOLOGIE

Ce chapitre ne peut-être exclusivement réservé à la recherche des causes des fistules jéjuno et gastro-còliques et il nous faut d'abord rechercher l'étiologie de l'ulcère peptique qui leur a donné naissance.

Causes qui favorisent le développement de l'ulcère peptique. — On a incriminé un grand nombre de causes favorisant la production de l'ulcère à la suite de la gastro-entérostomie et sa prédominance, comme nous le dirons plus loin, dans le sexe masculin. En premier lieu on a incriminé l'alcool et les écarts de régime. L'influence de pareils excès n'est pas contestable, mais on en a certainement exagéré l'importance. Le malade de M. Gosset s'était soumis fidèlement à une règle alimentaire imposée par M. Soupault, et sur les trois malades observés par M. Lion, deux, s'ils n'ont pas toujours surveillé scrupuleusement leur régime, n'ont pas fait tout au moins d'excès alcoolique, et le troisième (observ. X), d'une classe assez élevée de la société, a toujours suivi ses prescriptions avec la plus grande rigueur.

L'existence antérieure d'un ulcère et la persistance

des conditions qui ont amené la production de cet ulcère, telles sont, beaucoup plus que les questions de sexe et de régime, les causes qui dominent l'étiologie de la fistule jéjuno ou gastro-côlique, ou mieux de l'ulcère perforant dont elle est la conséquence.

Parmi ces conditions les caractères du chimisme, l'hyperpepsie et surtout l'hyperchlorhydrie jouent le rôle prédominant. Or, comme l'ont montré MM. Lion et Moreau, à la suite de la gastro-entérostomie pour sténose ulcéreuse, le chimisme gastrique peut se trouver modifié de deux façons différentes. La gastro-entéro-anostomose n'exerce-t-elle que son action purement mécanique, la secrélion devient plus riche en acide chlorhydrique libre ou combiné et son activité est accrue ou tout au moins conservée ; permet-elle le reflexe des liquides intestinaux dans l'estomac, elle s'apauvrit au contraire et les valeurs de H et de C tombent à des taux plus ou moins inférieurs. Or, c'est lorsque la première de ces conditions se trouve réalisée que l'on voit se produire l'ulcère peptique, et à sa suite, dans des cas bien définis comme nous l'établirons dans un instant, la fistule jéjuno ou gastro-côlique. Les examens chimiques pratiqués avant et après la gastro-entérostomie que nous trouvons dans les observations de M. Lion qui est le seul a avoir publié les examens complets du suc gastrique de ses malades, en fournissent la démonstration.

Ainsi dans l'observation IV (MM. Lion et Moreau) nous voyons que M... présentait les chimismes suivants :

Avant la gastroentérostomie, soixante minutes après le repas d'Ewald :

$$H : 0{,}036 \quad H + C : 0{,}262 \quad F : 0{,}197$$
$$C : 0{,}226 \quad A : \quad 0{,}284 \quad T : 0{,}459 \qquad \alpha = 1{,}09$$

Quatre mois après la gastroentérostomie :

$$H : 0{,}146 \quad H + C : 0{,}336 \quad F : 0{,}167$$
$$C : 0{,}190 \quad A : \quad 0{,}306 \quad T : 0{,}503 \qquad \alpha = 0{,}84$$

Deux ans et trois mois après l'intervention, la fistule jéjunocôlique est établie depuis huit à neuf mois :

$$H : 0{,}153 \quad H + C : 0{,}299 \quad F : 0{,}131$$
$$C : 0{,}146 \quad A : \quad 0{,}292 \quad T : 0{,}430 \qquad \alpha = 0{,}95$$

Recherche du suc pancréatique, négative.

Dans l'observation X (M. Lion) on voit que l'hyperchlorhydrie dans le liquide à jeun et l'hyperpepsie générale du liquide extrait à la soixantième minute de la digestion du repas d'Ewald avant l'opération, se maintiennent ou fléchissent à peine dans la suite. La recherche du suc pancréatique reste négative.

Enfin, dans le cas avec autopsie (obs. III) MM. Lion et Moreau ont pu étudier l'état de la muqueuse gastrique et démontrer l'existence d'une belle gastrite parenchymateuse avec prolifération des deux variétés de cellules glandulaires.

Au contraire, dans tous les cas où le chimisme se modifie et tombe après la gastroentérostomie, on ne constate pas de récidive d'ulcère. En effet, si nous reprenons les observations de M. Lion, publiées dans la thèse de M. Moreau, nous trouvons une confirmation de ce fait. Dans 15 cas de gastroentérostomie (9 pour ulcère en évolution, 6 pour sténose cicatricielle du pylore) le chimisme tombe après l'intervention et le résultat opératoire est excellent ; dans 7 gastroentérostomie pour ulcère, le chimisme gastrique se maintient et même augmente et nous trouvons après l'intervention 5 récidives d'ulcères certaines et 2 probables.

MM. Tuffier et Roux-Berger pensent que l'hyperacidité n'agit souvent pas seule et qu'il est facile de trouver d'autres causes favorisant l'ulcère. Voici ce qu'ils écrivent dans le *Traité médico-chirurgical des maladies de l'estomac et de l'œsophage* : « Il est évident que la solution de continuité que présente la muqueuse au niveau de l'anastomose favorise nettement par l'absence d'épithélium la production en ce point d'une ulcération peptique. Il y a donc là une indication à faire la suture à points très rapprochés, très minutieusement, en vue de réduire au minimum la surface cruentée grâce à un affrontement parfait. »

Wilkie dans ses expériences sur le chat estime qu'en plus de l'hyperacidité il faut un traumatisme local pour créer l'ulcère, réalisé soit par des aliments solides, soit par l'emploi de fils non résorbables. Pour cette raison, doit être condamné l'emploi du bouton qui meurtrit les tissus en les écrasant, et même celui de fils non résorbables.

W.-J. Mayo, dans les 3 cas d'ulcère jéjunal qu'il a observés, a toujours trouvé une cause locale : dans le premier cas, il s'agissait d'une anastomose du bouton sans élimination de ce dernier ; dans le deuxième cas on découvrit au fond de l'ulcère un fil de soie infecté ; dans le troisième cas l'ulcère se manifesta deux ans après une gastroentérostomie et siégeait au point où, lors de la première opération, s'était produit un petit hématome.

Dans 5 cas, van Roojen a trouvé des fragments de soie à la base de l'ulcère.

M. Gosset remarque que les ulcères peptiques se développent surtout lors que la gastroentérostomie a été pratiquée chez des hyperacides pour une sténose très serrée avec grande dilatation de l'estomac.

Causes qui commandent la production de la fistule jéjuno ou gastrocôlique. — Les conditions étiologiques précédentes appartiennent, à vrai dire, moins à la fistule jéjuno ou gastrocôlique qu'à l'ulcère qui l'a précédée ; elles sont à l'origine de tous les ulcères consécutifs à la gastroentérostomie qu'elle qu'en doive être la complication. Il en est une par contre dont l'action influence directement son développement : la fistule jéjuno ou gastrocôlique n'a été observée jusqu'ici qu'à la suite de la gastroentérostomie postérieure et elle paraît étroitement liée à ce mode d'intervention. En étudiant les faits d'ulcères perforants qui forment la statistique de M. Lion que nous avons rapportée au chapitre de l'historique, on voit, en effet, que sur 29 cas de péritonite avec plastron, le mode d'intervention a été la gastroentérostomie antérieure dans 24 cas, l'Y antérieure dans 4 (dans un cas le mode d'intervention n'est pas indiqué), tandis que sur 7 cas de fistule jéjuno ou

gastrocôlique, on compte 5 gastroentérostomies postérieures et deux Y postérieures. Dans les 4 cas nouveaux de fistules jéjuno ou gastrocôliques parus depuis,
nous notons 1 gastroentérostomie en Y postérieur
(observ. X) et 3 gastroentérostomies postérieures rétro-
côlique.

L'ulcère perforant consécutif à la gastroentérostomie
se localise presque toujours sur la face antérieure du
jejunum. Il détermine des adhérences qui fixent cet
organe à la paroi abdominale quand la gastroentérostomie est antérieure, au côlon transverse, placé immédiatement au devant de lui quand elle est postérieure.
Ainsi s'explique comment toutes les péritonites localisées avec plastron ont été vues à la suite de la gastro-
entérostomie antécôlique et comment toutes les ouvertures dans le côlon transverse se sont faites à la suite
de la gastroentérostomie rétrocôlique.

Fréquence. — Le nombre des cas de fistules jéjuno
et gastrocôliques simples ou associées dues à l'évolution d'un ulcère perforant développé à la suite de la
gastroentérostomie se réduit à onze. C'est donc là une
complication rare.

Sexe. — Les 11 cas de fistules jéjuno et gastrocôliques ont été rencontrés chez des hommes. Ce fait semble provenir tout simplement de ce que l'ulcère peptique
s'observe à la suite de la gastroentérostomie beaucoup
plus souvent dans le sexe masculin. Il est à remarquer
du reste que la gastroentérostomie qui est à l'origine
de ces accidents est pratiquée beaucoup plus fréquemment chez l'homme.

Age. — L'âge ne paraît avoir que peu d'importance. On a signalé un cas d'ulcère peptique à quatre mois. Ordinairement il apparaît de 20 à 60 ans. Tous les cas de fistules jéjuno en gastrocôliques ont été observés entre 35 et 50 ans.

ANATOMIE PATHOLOGIQUE

Les faits qui servent de base à cette étude anatomo-pathologique comprennent 6 cas de fistule jéjunocôlique, 1 cas de fistule gastrocôlique et 4 cas de fistules jéjuno et gastrocôliques associées.

La fistule jéjunocolique est donc (comme du reste l'ulcère du jejunum qui lui donne naissance) la lésion que l'on rencontre le plus souvent. Bien que les documents anatomo-pathologiques qui la concernent soient peu nombreux, elle s'est présentée dans les cas où elle a été observée avec des caractères assez tranchés pour qu'il soit possible d'en donner une description suffisamment précise. La fistule gastrocôlique n'a guère été vue que combinée à la précédente, on ne trouvera dans les observations que peu de détails la concernant et sa description sera plus brève.

Fistule jéjunocôlique. — A l'ouverture de l'abdomen le chirurgien ne constate aucune adhérence de la masse intestinale avec la paroi, ni des anses intestinales entre elles en dehors des deux anses qui sont le siège de la fistule sauf dans un des cas de M. Urrutia où il existait des adhérences assez étroites entre les divers organes ; mais dans tous les autres cas les anses intestinales étaient en quelque sorte libres dans le péritoine et on les abordait facilement en relevant le grand épiploon.

La face antérieure de la branche descendante de l'anse jéjunale anastomosée avec l'estomac est unie à la face postérieure du côlon transverse en un point situé au-dessous et à une distance variable de la bouche gastro-intestinale. Cette distance est parfois assez grande : de 3 centimètres dans un cas de M. Urrutia, elle atteignait 10 centimètres dans le cas de M. Gosset. D'autres fois elle est très courte et le jejunum adhère au côlon au voisinage immédiat de l'endroit où il est fixé à la paroi gastrique.

Ces variations de siège entraînent quelques différences dans la disposition et les rapports des anses intéressées.

La fistule est-elle située près de la bouche gastrointestinale, le côlon transverse, fixé en arrière au sommet de l'anse jéjunale anastomosée, a contracté en haut et en avant des adhérences avec la grande courbure. Le mésocôlon et le ligament gastrocôlique, retractés et épaissis, forment dans l'angle d'union du jejunum et du gros intestin un bourrelet saillant qui fixe ce dernier, le comprime et contribue à le retrécir.

Se trouve-t-elle, au contraire, placée assez loin de la gastroentérostomie, le mésocôlon ne présente ni épaississement, ni rétraction, le côlon n'adhère pas à l'estomac et quand on l'a séparé par section du jejunum il recouvre toute sa mobilité.

Quel que soit le siège de la fistule, le côlon transverse apparaît rétréci à son niveau. Ce rétrécissement semble constant, et si le bourrelet formé par le mésocôlon peut, comme nous l'avons dit, être pour une part dans sa production lors de la fistule haut située, il existe également dans les autres cas. Chez les malades de M. Gosset et de Kaufmann, il fut constaté avant même qu'on eut suturé les bords de la perforation. Celle-ci fermée, il devint tel qu'on dut faire une iléosigmoïdostomie dans le premier cas, une colocolostomie dans le second. Deux des malades de M. Lion présentaient un rétrécissement peu serré ; le troisième, dont nous rapportons l'autopsie (obs. III), en avait un si prononcé que l'on crut tout d'abord avoir affaire à une simple occlusion intestinale.

En amont de la fistule et de la portion rétrécie, le gros intestin est distendu, en aval il est rétracté. C'est ainsi que chez un des malades de M. Lion (obs. III) le gros intestin avait le volume du bras en deçà de l'obstacle et à peine celui du pouce au delà. L'intestin grêle est dilaté sur tout ou partie de sa longueur. Constamment il a paru, contrairement au côlon, augmenté de volume et même épaissi sur la portion descendante de l'anse jéjunale anastomosée. Chez les malades qui ont été opérés, on a pu suturer sans produire de rétrécissement les bords de la perforation ; une fois même M. Gosset a fait sans inconvénient un triple surjet à la soie.

Quand on pratique la séparation des deux anses intestinales accolées, on constate que les surfaces par les-

quelles leurs parois adhèrent entre elles autour de la
fistule n'ont que très peu d'étendue. Il a suffi à M. Gosset, dans le cas qu'il a opéré et rapporté en 1906
(obs. II), d'inciser sur une épaisseur de 2 à 3 millimètres pour arriver à l'orifice de communication.

Après séparation, le jejunum et le côlon présentent
l'un sur sa face antérieure, l'autre sur sa face postérieure, une perte de substance le plus souvent arrondie, régulière, comme établie par le chirurgien (Gosset).
Leurs dimensions sont variables, de la largeur d'une
pièce de 0 fr. 50 et 1 franc, jusqu'à 10 à 12 centimètres
au moins (cas de M. Dujarrier). Les bords de ces orifices sont lisses, non épaissis (cas de Haufmann) ou indurés, épaissis, mais seulement au niveau du côlon (cas de
M. Gosset). Les muqueuses des deux intestins paraissent se continuer et se confondre l'une avec l'autre
sans aucun manque de continuité.

Dans le cas suivie d'autopsie, qui a été publié par
MM. Lion et Moreau, ces auteurs ont pu inciser le long
de leurs faces libres les anses intestinales accolées, et
prendre ainsi une notion plus exacte encore de la disposition des lésions.

Du côté du côlon, la fistule apparaissait comme un
cours canal, des dimensions d'une pièce de 0 fr. 50,
creusé à travers les parois des deux intestins. Elle était
bordée par un bourrelet assez régulièrement arrondi,
plus épais toutefois et plus saillant dans sa moitié
droite. A son niveau, le côlon transverse subissait un
rétrécissement brusque. La partie de cet organe située
en amont était notablement dilatée et présentait, du

fait de ce changement rapide de volume, des plis nombreux et accentués. Sur la partie située en aval, au contraire, le rétrécissement se prolongeait pendant 3 à 4 centimètres et n'atteignait son plus grand développement qu'à une certaine distance de l'orifice fistuleux en un point où sa lumière n'admettait plus que la tige d'un porte-plume ; cette atrésie semblait en rapport avec une hypertrophie considérable des parois.

Du côté du jejunum, la fistule s'ouvrait un peu au-dessous de l'orifice de la gastroentérostomie dans une sorte de poche ou carrefour qui se trouvait ainsi en communication en haut avec l'estomac, en avant avec le côlon et qui était limitée en bas sur la face postérieure du petit intestin par un fort replis muqueux de 7 à 8 centimètres de hauteur. Un semblable « diverticule de la branche descendante de l'anse jéjunale » est signalé dans l'observation de Kaufmann.

L'examen histologique des bords de la fistule et de la muqueuse gastrique a fourni à MM. Lion et Moreau les renseignements suivants.

Les coupes portent sur le contour de la fistule dans sa partie droite la plus épaisse. On reconnaît facilement à l'absence ou à la présence de villosités les muqueuses du gros et du petit intestin et le point où elles se fusionnent. Elles forment, en s'unissant presque à angle droit, un repli ou coude arrondi dont la zone de fusionnement occupe la saillie. Il n'y a en aucun point d'hypertrophie notable de la muqueuse, de la celluleuse ni de la musculeuse, l'épaisseur et la consistance du bord de la fistule sont dues à la présence de l'épiploon qui comble tout l'espace libre compris dans le repli muqueux. Aucune ulcération n'est visible, la réunion muco-muqueuse est parfaite ; la couche épithéliale est partout

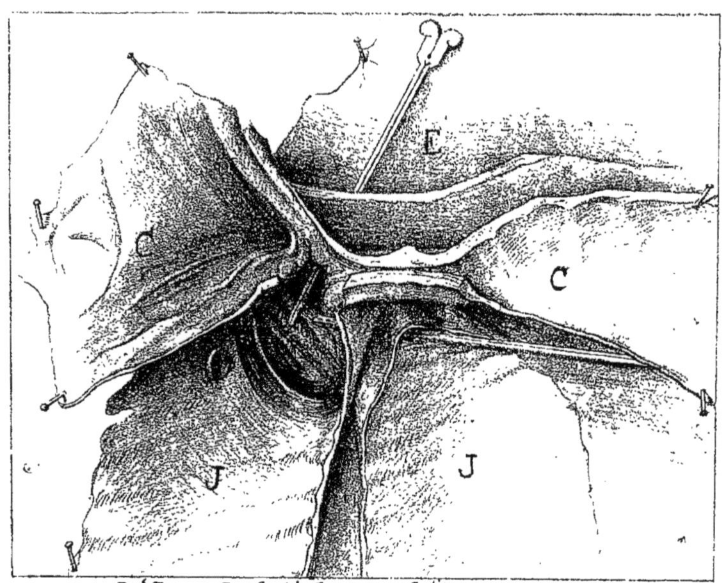

FIGURE n° 2.

E. Estomac ; sonde cannelée passant par l'estomac dans le jejunum par la bouche de la gastroentérostomie.

J. J. Jejunum ; sonde cannelée passant de l'anse ascendante anastomosée dans l'anse descendante en suivant la lumière naturelle de l'intestin.

C. C. Gros intestin ; les parois en sont très épaissis et la lumière en est extrêmement rétrécie dans la portion qui passe en avant de l'anse jejunale, au-dessous de la grande courbure. — A droite, au niveau du point où commence la portion rétrécie, orifice de la fistule jejunocôlique qui a été sectionnée vers son bord inférieur par l'incision d'ouverture du gros intestin. — En arrière de cet orifice, on aperçoit le diverticule formé sur la paroi du jejunum. — A droite du repli qui limite ce diverticule, petit ulcère perforant qui a occasionné une péritonite aiguë mortelle.

tombée, mais les glandes sont régulièrement rangées et débouchent normalement sur toute l'étendue de la surface.

Le point d'union des deux muqueuses s'accuse de la façon suivante : les deux *muscularis mucosœ* sont comme sectionnées brusquement de chaque côté à une petite distance du sommet du coude, elles laissent entre elles une espace assez étroit au niveau duquel, dans la profondeur de la muqueuse, les culs-de-sac glandulaires ont subi un certain degré de prolifération et pris un aspect œdémateux. Il n'y a plus de celluleuse ; à l'encontre de ces glandes vient la couche musculeuse dont les faisceaux ont perdu l'orientation normale et sont, dans leurs couches les plus superficielles, sectionnés en petits moignons séparés par de minces travées fibreuses. La couche profonde de la musculeuse paraît normale. Au-dessous se trouve le repli épiploïque signalé plus haut. La muqueuse stomacale est le siège d'une superbe gastrite hyperpeptique : les glandes sont longues, larges, serrées les unes contre les autres, sans prolifération notable du tissu interstitiel ; elles sont remarquables par la prolifération des deux variétés de cellules, surtout des cellules de bordure qui sont très nombreuses en certains points, paraissent augmentées de volume et contiennent souvent plusieurs noyaux.

Fistule gastrocôlique. — L'unique fait de fistule gastrocôlique isolée, observé par Czerny, est rapporté très brièvement (observ. I). Près de la bouche anastomotique, voisine elle-même de la grande courbure, il existait un ulcère qui, développé sur la paroi de l'estomac, avait entraîné l'adhérence de cette paroi avec le côlon transverse, puis une communication entre les deux viscères.

Dans les faits de *fistules jéjuno et gastrocôliques associées*, les ulcères tant jéjunal que gastrique qui commandent la lésion ont été trouvés au voisinage immédiat de l'orifice de la gastroentérostomie. Le siège de l'ulcère et des adhérences qui unissent l'estomac et le côlon est en rapport avec celui de la bouche anastomotique. Dans le cas de Kaufmann la fusion s'était faite entre la paroi postérieure de l'estomac près de la grande courbure et la face supérieure du côlon transverse ; c'est au niveau de la même face et près de la même courbure que l'on trouva l'orifice de la fistule à l'autopsie. L'orifice fistulaire peut avoir des dimensions variables : il mesurait 1 centimètre chez le malade de Kaufmann, plus d'un pouce de large chez celui de de Herezel, il était étroit et paraissait en voie d'oblitération chez le malade de MM. Lion et Moreau, il avait plus de 10 à 12 centimètres dans le cas de M. Dujarrier. Les bords en étaient nets dans le cas de de Herezel, formés par les parois viscérales très épaissies dans celui de Kaufmann.

Les deux orifices fistulaires gastro et jéjunocôliques, étudiés à l'autopsie, se trouvaient très proches l'un de l'autre chez le malade de Kauffmann. L'orifice supérieur conduisait dans l'estomac, l'inférieur dans le jejunum. Les deux fistules se superposaient de telle sorte qu'une sonde introduite par l'estomac pouvait ressortir dans le côlon en passant soit directement par la fistule gastrocôlique soit par la bouche anastomotique et par la fistule jéjunocôlique.

SYMPTOMATOLOGIE

C'est à une période plus ou moins tardive et parfois éloignée de la gastroentérostomie (2, 3, 5 et même 7 ans dans les deux observations de MM. Lion et Moreau, et de de Herezel) que se révèlent les fistules jéjuno et gastrocôliques.

Dans un seul cas (M. Gosset, observ. II) nous avons noté l'influence d'un traumatisme au début des accidents.

Le début en est marqué tantôt par la diarrhée, tantôt par la diarrhée et la douleur bientôt suivies de vomissements bilieux à odeur fécaloïde ou fécaloïdes vrais, tantôt par des éructations à odeur fécaloïde.

Ces symptômes imputables à la fistule elle-même peuvent apparaître d'emblée et l'ulcère jéjunal ou gastrique, cause première de l'affection, paraît être, dans les deux cas et tant qu'il n'est pas compliqué, une lésion absolument latente. Mais il n'en est certainement pas toujours ainsi et la phase de fistule confirmée peut être précédée d'une période plus ou moins longue de manifestations douloureuses ou fonctionnelles. Nous n'en voulons pour preuve que les 7 cas d'ulcère peptique de la statistique de M. Lion rapportée plus haut, dans lesquels la réapparition des douleurs et des symptômes rappelant ceux de l'ulcère en évolution fit pratiquer une nouvelle intervention avant toute production de péritonite ou de trajet fistulaire. Il n'est pas douteux qu'abandonnés à eux-mêmes ceux de ces cas où il existait un ulcère du jejunum auraient pu évoluer vers l'une de ces complications.

Une fois établie, les fistules jéjuno et gastrocôliques se traduisent par un ensemble de symptômes que nous décrirons méthodiquement.

Symptômes fonctionnels. — Ce sont la diarrhée, les éructations à odeur fécaloïdes, les vomissements et les douleurs.

La diarrhée est de tous les signes fonctionnels le plus important à cause de sa gravité. Elle manque rarement puisqu'elle est notée huit fois sur onze. Elle est abondante et répétée (7 à 8 selles par jour, parfois même beaucoup plus, jusqu'à 20 selles dans les deux observations de M. Urrutia). Elle résiste à tous les traitements et se montre d'une façon continue, ou bien elle est intermittente et alterne avec des périodes de constipation plus ou moins absolue ; elle est souvent progressive, commençant par quatre à six selles par jour puis atteignant quinze et vingt selles par jour (observ. IV). Elle est parfois influencée par l'ingestion des aliments et se montre deux ou trois heures après les repas.

Les selles sont liquides ou demi-liquides, d'odeur

acide, le plus souvent jaunâtres. Parfois elles sont blanches et ressemblent à une émulsion de graisse. Il est exceptionnel qu'elles renferment du sang. Dans trois observations où l'examen a été fait tout spécialement à ce point de vue, elles ne contenaient pas de débris d'aliments non digérés et ne présentaient pas les caractères des selles lientériques. Elles présentaient cependant ce caractère lientérique dans l'observation de M. Dujarrier.

Cette diarrhée persistante peut, à part l'amaigrissement, coexister avec un état général assez bon pendant un ou deux mois (obs. X).

Les éructations à odeur fécaloïde constituent peut-être le symptôme le plus caractéristique de l'affection. Fréquentes surtout pendant les digestions, elles ont une odeur d'hydrogène sulfuré si repoussante que l'entourage du malade ne tarde pas à en être fortement incommodé. Elles sont mentionnées dans toutes les observations et acquièrent de ce fait une importance encore plus considérable.

Les vomissements, au contraire, sont inconstants ; ils manquaient totalement dans deux observations. Lorsqu'ils existent ils ont une odeur fécaloïde ; ils sont composés seulement de bile et d'aliments ou contiennent des matières fécaloïdes vraies.

En étudiant avec soin les observations on peut se rendre compte que les premiers de ces vomissements se rencontrent seuls dans les cas de fistules jéjunocôliques isolées et que les seconds, ou vomissements fécaloïdes vrais, appartiennent aux fistules gastrocôliques simples ou associées. C'est également et seulement dans ces dernières que les lavages d'estomac ont ramenés des débris de matières fécales.

Cependant dans les deux observations VI et VII de M. Urrutia, cet auteur aurait trouvé des matières fécales dans l'estomac de ses malades atteints de fistules jéjunocôliques isolées. Dans la première de ces observations, la fistule jéjunocôlique siégeait immédiatement au-dessous de la bouche anastomotique gastro-intestinale. Ce cas paraît donc confirmer les prévisions que M. Lion exprimait dans le Mémoire qu'il a publié sur ce sujet en août 1910 et dans lequel il se demandait si la distinction entre les caractères des vomissements qui paraissait légitime d'après l'étude des observations parues à cette époque, devait être tenue pour rigoureuse et si le reflux du contenu intestinal n'était pas possible dans certain cas de fistule jéjunocôlique isolée à orifice jéjunal placé au voisinage immédiat de la bouche anastomotique.

Dans la deuxième observation (VII) dans laquelle l'ulcère siègait à 3 centimètres au-dessous de la bouche anastomotique, M. Urrutia ramène par la sonde un liquide épais, jaunâtre, d'odeur fécaloïde, qui donne à l'examen microscopique : gouttelettes graisseuses, grains d'amidon de pomme de terre et fibres musculaires abondantes dont la structure est mal conservée. Tous ces éléments trouvés dans le liquide gastrique ne nous prouvent pas d'une manière absolue que le liquide extrait de l'estomac soit composé de matières fécales car nous les retrouvons dans toutes les observations dans les-

quelles l'examen microscopique a été pratiqué, et principalement dans les observations IV et X; et les auteurs
qui ont rapporté ces observations n'ont jamais conclu
à des matières fécales par suite de leur présence dans le
liquide gastrique.

Quoi qu'il en soit, si la présence de matières fécales
dans l'estomac n'entraîne par le diagnostic absolu de
fistule gastrocôlique, c'est cependant à celle-ci qu'il faudra surtout penser car dans 9 observations sur 11 la
distinction entre les caractères des vomissements s'est
montrée fidèle.

La douleur ne tient pas dans le tableau clinique une
place aussi importante que les autres symptômes fonctionnels. Elle accompagne généralement la diarrhée et
se montre sous forme de coliques le plus souvent légères, rarement très intenses. Elles occupent tout l'abdomen ou restent localisées le plus souvent au flanc gauche.

Cependant chez le malade de Kaufmann, il existait
des douleurs abdominales très violentes bien que les
gardes-robes fussent régulières. Elles se montraient à
tout moment de la journée, et prirent, à diverses reprises, une intensité telle qu'elles dominaient le tableau
clinique. La morphine seule était capable de les calmer.

Signes physiques. — *Signes d'occlusion incomplète
du gros intestin.* — Nous avons constaté dans presque
toutes les observations un assemblage de signes physiques qui, comme on s'en rendra compte, offrent le plus
grand intérêt. Ils sont la conséquence des lésions de rétrécissement du gros intestin et doivent nécessairement

en partager la constance. Bien qu'ils ne soient pas si-
gnalés dans tous les cas, il n'y a pas de doute pour nous
qu'ils ne faisaient défaut dans aucun d'eux et qu'ils
n'échapperont plus dorénavant à l'attention d'observa-
teurs prévenus.

A l'inspection, le ventre apparaît ballonné, principalement dans la région ombilicale. On aperçoit les anses
intestinales qui se dessinent sous la peau et il suffit de
quelques chiquenaudes appliquées sur la paroi pour en
exciter les contractions et déterminer l'apparition de
mouvement péristaltiques. Au moment des coliques qui
précèdent les gardes-robes, l'intestin s'agite encore plus
violemment et le péristaltisme devient assez prononcé
pour être constaté par les malades eux-mêmes.

Recherche-t-on le bruit du clapotage, on le trouve
avec la plus grande netteté jusque dans les parties les
plus déclives du ventre, bien au-dessous de l'ombilic et
même latéralement dans les fosses iliaques. Il semble
au premier abord que l'estomac est extrèmement dilaté
et qu'il occupe la totalité de l'abdomen.

Mais si l'on pratique l'insufflation, on voit que cet
organe même distendu est compris tout entier dans la
région ombilicale et qu'il ne couvre qu'une partie res-
treinte de la surface occupée par le bruit de clapotage.
De plus, si l'on extrait complètement le contenu gastrique à l'aide de la sonde, ce dernier bruit n'en persiste pas moins avec la même intensité. Il apparaît manifestement qu'il ne prend pas naissance au niveau de
l'estomac ; il est d'origine intestinale.

En même temps que ce bruit de clapotage paradoxal,

la percussion peut faire découvrir une zone de matité
qui occupe les parties les plus déclives de l'abdomen,
variant de siège et passant d'un flanc dans l'autre avec
les changements de position du malade. Les deux phénomènes sont connexes et sont dus à la présence de liquide dans les anses intestinales distendues.

Ces différents signes physiques, ballonnement du ventre et agitation péristaltique, bruit de clapotage paradoxal, matité déclive et fausse ascite, auxquels il faut
ajouter la diarrhée, forment un ensemble clinique qui
se confond complètement avec le syndrôme de l'occlusion incomplète de l'intestin, dont la description est due
à Cruveilhier, Delbet et Mathieu en France, von Litten
et Nothnagel en Allemagne. Cela est si vrai que le malade dont MM. Lion et Moreau ont rapporté l'observation clinique et fait l'autopsie (obs. III), est un de ceux
dont M. Mathieu rapporte les exemples dans son important travail. Et de fait, nous avons montré au chapitre
précédent que la fistule jéjunocôlique s'accompagnait
régulièrement d'un rétrécissement plus ou moins serré
du gros intestin au niveau et en aval de la fistule.

Examen radioscopique. — L'examen radioscopique
n'a été pratiqué que deux fois (M. Lion, observ. X, et
M. Urrutia, observ. VII). Cet examen a permis au premier de ces auteurs de constater le passage du bismuth
de l'estomac dans l'intestin par un double trajet et sa
pénétration rapide dans le côlon descendant et l'S iliaque (voir fig. n° 1, page 60). Le diagnostic de double fistule jéjuno et gastrocôlique a pu ainsi être affirmé dans
un cas où l'épreuve de Kaufmann était restée négative.

Dans le cas de M. Urrutia l'examen radioscopique n'a pas donné les mêmes renseignements. Il a permis simplement de constater le fonctionnement de la bouche anastomotique gastro-intestinale et l'imperméabilité du pylore.

Épreuve de Kaufmann. — L'estomac ayant été vidé à l'aide de la sonde, on fait un lavage du rectum et du côlon jusqu'à ce que le liquide de lavage revienne clair. On introduit alors dans le rectum sous faible pression une certaine quantité d'eau tenant en suspension des grains de lycopode colorés par le violet de gentiane. On pratique ensuite une nouvelle évacuation de l'estomac et l'on recherche, à l'aide du microscope, les grains de lycopode dans le liquide extrait. Cette épreuve a pour but de démontrer l'existence de la fistule gastrocôlique. Elle a été positive dans le cas de Kaufmann, elle a été également positive dans l'observation de récidive que nous relaterons dans un instant, elle est restée négative dans l'observation X publiée plus haut; dans ce cas, comme le chirurgien l'a constaté au moment de l'intervention, la fistule gastrocôlique était fort étroite et paraissait en voie de rétrécissement.

Symptômes généraux. — La diarrhée de long cours, les vomissements dans les cas où ils deviennent fréquents, les troubles apportés à la nutrition par l'occlusion chronique ne tardent pas à avoir un retentissement sur l'état général. Les malades maigrissent et surtout s'affaiblissent très rapidement. Dans le cas de M. Gosset la perte de poids fut de 11 kilos en deux mois. Au bout d'un temps variable, le dépérissement est tel qu'on

COMPLICATION, DURÉE, TERMINAISON.

La durée de l'affection est difficile à préciser. La marche peut être en effet interrompue par une complication mortelle ou par une intervention.

Deux fois la fistule jéjunocôlique n'a pas été opérée, Le malade de Cackovic est mort six ans après une gastroentérostomie et n'a pas été opéré de sa fistule jéjunocôlique qui, sans doute, n'a été trouvée qu'à l'autopsie. Le deuxième malade (MM. Lion et Moreau) est mort d'accidents péritonéaux aigus causés non par la fistule elle-même, mais par la perforation d'un second ulcère développé sur le jéjunum, en avant du diverticule de la branche descendante de l'anse anastomosée.

Dans les 9 autres cas il y a eu intervention chirurgicale et les fistules ont pu être obturées.

Quatre fois la mort a suivi l'opération. Le malade de Kaufmann mourut de péritonite aiguë, une perforation s'étant produite au niveau de l'entéro-anastomose qui avait été pratiquée à l'aide du bouton de Murphy pour parer au rétrécissement du côlon transverse. Chez un des malades de M. Lion (obs. X) la mort paraît devoir être attribuée à la grande faiblesse du malade et probablement aussi à des phénomènes d'occlusion (le calibre du

gros intestin, après section de l'orifice fistulaire avait
paru suffisamment large et il n'avait pas été fait d'entéro-anastomose). Un malade. de M. Urrutia (obs. VI)
et le malade de M. Dujarrier sont morts rapidement
(36 heures), l'intervention ayant été entreprise trop tar-
divement, les malades étant trop affaiblis pour pouvoir
supporter le shock opératoire.

Restent 5 cas avec guérison post-opératoire. L'état
des malades a paru parfait à la suite de l'intervention.
Mais l'exemple suivant vient nous démontrer qu'un danger menaçant persiste toujours dans les cas de ce genre :
la récidive. Il sagit du malade de MM. Lion et Moreau
qui a fait l'objet de l'observation IV. Opéré de fistule
jéjunocôlique le 19 juin 1908, il a été repris en mai 1909
de phénomènes annonçant la production d'une fistule
gastrocôlique. Voici le détail de cette suite d'observation telle que la rapporte M. Lion.

Suite de l'observation IV

M..., peintre en bâtiment, 48 ans, a subi la gastro-
entérostomie en Y pour ulcère sténosant du pylore le
29 décembre 1905. En juillet 1907, apparition d'une
diarrhée qui est le premier signe d'une fistule jéjuno-
côlique qui est opérée le 19 juin 1908.

Après cette dernière opération, la diarrhée disparaît,
le malade peut s'alimenter comme tout le monde, mais
il est en butte à des borborygmes très intenses qui s'en-
tendent à distance.

Les forces ne reviennent que très lentement. Il ne peut reprendre son travail qu'en février 1909, encore doit-il se servir d'une canne pour marcher.

Vers le mois de mai, il commence à ressentir des douleurs et des gonflements d'estomac, il a fréquemment des renvois mais sans odeur et ses forces commencent de nouveau à l'abandonner. Son patron l'envoie travailler à la campagne espérant que le grand air pourra améliorer son état.

C'est à la campagne qu'il est pris de vomissements fécaloïdes. Il fait une différence bien nette entre ces vomissements et ceux qu'il a eus à l'occasion de la fistule iéjuno-côlique et qui avaient l'odeur fécaloïde mais ne contenaient pas de véritables matières fécales.

A partir de ce moment il a assez souvent des vomissements fécaloïdes, trois ou quatre heures après les repas.

En juillet, il doit cesser son travail et entre à l'Hôtel-Dieu dans le service de M. Gosset et y reste cinq semaines.

M. Gosset ne juge pas l'intervention urgente.

La situation reste stationnaire.

Il entre dans mon service à la Pitié, salle Rostan, lit n° 12, le 6 décembre 1909.

Il se plaint de ressentir des grouillements dans une région de l'intestin placée transversalement au niveau de l'ombilic, et, de temps en temps, des élancements très violents qui l'obligent à se tenir plié en deux. De plus il souffre d'une douleur continuelle dans le bas ventre avec propagation dans les testicules.

Il mange avec appétit, mais dès qu'il a mangé son ventre gonfle considérablement. Une heure ou une heure et demie après, il va à la garde-robe et se trouve soulagé.

Il a trois ou quatre selles dans les vingt-quatre heures. Les matières sont liquides, mousseuses et jaunes. Elles sont assez abondantes.

Les vomissements ne se produisent que tous les trois ou quatre jours, ordinairement quatre ou cinq heures après un repas. Ils sont très abondants et sont constitués en partie par des matières fécales, jaunâtres, d'odeur repoussante. Le goût en est horrible et caractéristique. La faiblesse est assez grande, l'amaigrissement prononcé. Le facies n'est pas mauvais bien que les téguments aient une teinte un peu bronzée. Sa langue est blanche, étalée. Pendant qu'on interroge le malade on entend, de temps en temps, un bruit de gargouillement plus ou moins intense, qui s'accompagne, au dire du malade, d'une sensation de resserrement et de contraction.

A l'inspection, le ventre apparaît ballonné dans son ensemble. Au moment où se produisent les gargouillements il est le siège de contractions violentes des intestins qui se dessinent sous la peau sur une étendue plus ou moins grande ou sous forme de nœuds.

A la palpation générale on sent une certaine résistence. On trouve un bruit de clapotage qui occupe toute la partie inférieure du ventre, les flancs et les fosses iliaques, plus fort toutefois à gauche qu'à droite. Il existe aussi un bruit de clapotage dans la zone épigastrique mais à tonalité plus élevée. On évacue le contenu gastrique à l'aide de la sonde. Le bruit de clapotage dispa-

raît à l'épigastre, il persiste dans les régions basses du
ventre. Les liquides extraits sont nettement fécaloïdes ;
ils ont une odeur et un aspect caractéristiques.

Le foie, délimité au plessigraphe, remonte jusqu'à la
quatrième côte et reste à trois travers de doigt au-dessus des fausses-côtes. La hauteur de sa matité est de
10 centimètres.

Rien au cœur.

Rien dans les poumons.

L'épreuve de Kaufmann est positive.

L'existence d'une fistule gastrocôlique ne fait aucun
doute.

La suite de cette observation comportant le contrôle
opératoire du diagnostic affirmé par M. Lion, a été rapportée par M. le professeur Hartmann à la société de
chirurgie le 7 décembre 1910.

Troisième opération par M. Gosset le 30 mars 1910.

Laparotomie médiane sus-ombilicale au niveau de
l'ancienne cicatrice. Ouverture du péritoine, qui ne
présente aucune adhérence. On examine d'abord l'estomac, dont toute la face antérieure est normale et qui
présente au niveau du pylore la sténose très serrée
déjà constatée deux fois. On relève le grand épiploon
et le côlon transverse et on constate sur ce dernier, à
gauche de la ligne médiane, une fusion très intime avec
le bout inférieur du jejunum. Il existe en ce point une
induration très marquée de la paroi du côlon transverse
avec dilatation du côlon au-dessus de cette masse. On

libère l'adhérence jéjunocôlique et l'on tombe dans une large bouche faisant communiquer le grêle et le gros intestin et pouvant admettre deux doigts.

On pratique avec une bougie urétrale l'exploration de chacun des segments de l'intestin. Le jejunum, autrefois implanté dans l'estomac, ne communique plus maintenant avec la cavité gastrique. Au point d'implantation, il existe une cicatrice indurée, qui a supprimé la bouche jéjuno-gastrique, et c'est à 3 centimètres au dessous de cette ancienne bouche, fermée maintenant par un tissu cicatriciel, que s'est installée sur l'anse implantée une fistule gastrocôlique. En explorant avec une bougie l'intérieur du côlon transverse, on pénètre très facilement dans l'estomac. Il n'y a donc plus de bouche jéjuno-gastrique, mais il s'est fait une fistule gastrocôlique.

On libère complètement le bord inférieur du jéjunum (celui qui porte la fistule jéjunocôlique et qui avait été autrefois implanté dans l'estomac) des adhérences qui le rattachent encore à l'estomac et on le ferme complètement. Ayant ainsi rétabli les choses comme s'il n'y avait jamais eu de gastroentérostomie, on pratique, à 10 centimètres au-dessous de l'abouchement de la branche inférieure de l'ancien Y, une gastroentérostomie antérieure par anastomose latérale.

Il reste à traiter la fistule gastrocôlique. Étant donné l'état très précaire du malade, et qu'il existe au-dessous de la fistule, sur le côlon transverse, un rétrécissement, on termine en faisant un anus cœcal. Durée de l'opération: cinquante-sept minutes. On se propose de faire dans un second temps le nécessaire pour interrompre la communication gastrocôlique.

Quatrième opération le 19 avril 1910 (19 jours plus tard).

On va de suite au côlon transverse, au point où il adhère à l'estomac, et on constate qu'il sera bien pénible et bien long de séparer les deux organes l'un de l'autre et de les fermer chacun à part. On se résout à faire le minimum, et pour cela on sectionne le côlon transverse au-dessus et au-dessous de la fistule gastrocôlique, et on obtient ainsi quatre tranches intestinales que l'on obture au moyen d'un double surjet à la soie. Finalement on a ainsi exclu un segment de côlon transverse qui reste en communication avec l'estomac.

Durée de l'opération : trente minutes. Suites opératoires des plus simples.

Dans une dernière opération M. Gosset se propose de fermer l'anus cœcal et de faire une iléo-sigmoïdostomie.

Cette dernière opération ne fut pas faite et le malade mourut en juin 1911.

PRONOSTIC

Le pronostic des fistules jéjuno et gastrocôliques est grave. Abandonnée à elle-même, la maladie paraît devoir toujours entraîner la mort.

L'intervention chirurgicale est seul capable d'amener la guérison. Toutefois, bien que les suites immédiates de l'opération soient, dans les cas heureux, des plus favorables, les malades sont exposés par la suite aux dangers de la récidive. Sur les onze malades qui nous ont fourni les éléments de notre description, un est mort de péritonite consécutive à la perforation d'un second ulcère développé sur le jejunum non loin de l'orifice de la fistule jéjunocôlique ; un autre, opéré de fistule jéjunocôlique a fait moins d'un an après une nouvelle fistule gastrocôlique.

Pour mieux juger du danger de la récidive, reportons-nous à la statistique générale de M. Lion des cas d'ulcères peptiques dont il a été déjà plusieurs fois question. Sur les 64 cas qui composent cette statistique, nous avons pu relever 4 cas d'ulcères multiples, 8 cas de récidive

d'ulcère à la suite d'une première intervention et 3 cas
de double et même de triple récidive.

Cette fréquence de l'ulcère récidivant s'explique facilement par la persistance des conditions qui président
à la formation de l'ulcère peptique et que nous avons
exposées à propos de l'étiologie.

Quoi qu'il en soit, on comprend de quelle importance
est la connaissance des fistules jéjuno et gastrocôliques
par ulcère perforant consécutif à la gastroentérostomie
et quel intérêt il y a à en faire le diagnostic d'une façon
précise.

DIAGNOSTIC

Des éructations à odeur fécaloïde, des vomissements
de même odeur ou même véritablement fécaloïdes, le
syndrôme de l'occlusion incomplète de l'intestin : diarrhée de long cours, agitation péristaltique, clapotage
paradoxal, matité déclive, tel est l'ensemble des symptômes qui, chez un individu ayant subi antérieurement
la gastroentérostomie, doit faire admettre le diagnostic
de fistule jéjuno ou gastrocôlique par ulcère perforant.
Ainsi posé, le problème paraît assez facile à résoudre.
Tous ces signes cependant n'ont pas la même valeur
diagnostique et certains d'entre eux pourraient donner
lieu à des interprétations erronées.

Les éructations à odeur fécaloïde n'ont manqué dans
aucun des cas connus. Elles ont donc une importance
de premier ordre. Elles appartiennent également aux
fistules jéjuno et gastrocôliques.

Moins constants, les vomissements, quand ils existent, ont une égale valeur diagnostique. De plus on
peut, en tenant compte cependant des observations de
M. Urrutia et des réserves que nous avons faites en étu-

diant les symptômes, trouver dans les caractères de ces vomissements un signe distinctif des deux variétés de fistules capable dans une certaine limite d'orienter le diagnostic. Dans toutes les deux les vomissements où le contenu de l'estomac extrait par la sonde ont une odeur fécaloïde. Mais lorsqu'on trouve des matières ayant l'aspect fécaloïde, lorsque l'examen permet d'affirmer qu'on est en présence de matières fécaloïdes en nature, on doit penser ou à une fistule jéjunocôlique située au voisinage immédiat de la bouche gastro-intestinale, ou surtout à une communication directe de l'estomac et du gros intestin.

L'existence de la fistule gastrocôlique peut être encore démontrée par l'épreuve de Kaufmann aux grains de lycopode colorés par le violet de gentiane et par l'examen radioscopique.

L'épreuve de Kaufmann toutefois ne paraît pas d'une constance absolue. Elle a fait défaut dans un des cas (obs. X). Mais, comme nous l'avons déjà dit, il est juste d'ajouter que dans ce cas la fistule, examinée au cours de l'opération, a paru très étroite et comme en voie d'oblitération.

L'examen radioscopique a permis, par contre, dans la même observation d'affirmer l'existence de cette fistule en montrant le passage du lait de bismuth de l'estomac dans l'intestin par deux bouches distinctes et l'arrivée presque instantanée de ce lait dans le côlon descendant et dans l'S iliaque (fig. 1, page 60).

La diarrhée peut survenir chez les gastroentérostomisés en dehors de toute fistule jéjuno ou gastrocôlique. Elle se montre soit dans les jours qui suivent immédiatement l'opération, soit, au contraire, à une époque plus ou moins tardive. Elle serait due, dans le premier cas, à l'irritation causée par le chyme sur un intestin non accoutumé à son contact; elle reconnaîtrait pour cause, dans le second, une insuffisance de secrétions pancréatique et biliaire. On pourrait supposer, avec tout autant de vraisemblance, qu'elle est due au trouble du chimisme et de l'évacuation gastrique. Elle cède en général assez facilement sous l'action du traitement médical. Nous croyons d'ailleurs que certains cas de diarrhée grave rapportés par les auteurs étaient probablement dus à des fistules jéjuno ou gastrocôliques méconnues.

Le bruit de clapotage intestinal, nous l'avons vu, peut être, à un examen superficiel, considéré comme un bruit de clapotage gastrique. La persistance du phénomène lorsqu'on extrait le contenu de l'estomac à l'aide de la sonde, le défaut de concordance entre les points extrêmes où on peut l'obtenir et les limites de l'organe insufflé permettront de ne pas tomber dans cette erreur.

Il est utile aussi d'avoir présentes à l'esprit les analogies qui existent entre ce bruit de clapotage ainsi bien caractérisé et les deux symptômes importants de l'estomac en sablier: *l'ectasia ventriculi paradoxa* de Jaworski est le signe de Bouveret. Le premier est caractérisé par la persistance du bruit de clapotage après l'évacuation de l'estomac par la sonde (l'instrument n'a pas pu franchir l'obstacle médio-gastrique et la poche inférieure n'a pas été vidée) ; le second, qui appartient à ces cas de bilo-

culation où par suite d'une disposition spéciale de la
zone sténosée, l'insufflation ne gonfle que la poche supérieure, consiste dans un défaut de concordance entre
les limites fixées à l'estomac par la recherche du bruit
de clapotage et celles qu'il paraît atteindre une fois distendu. Les ressemblances sont telles entre ces différents
symptômes, qu'il est des cas où le doute sera bien difficile à lever. L'exploration à l'aide des rayons X pourra
parfois permettre de trancher la question. Du reste,
l'existence de renvois à odeur fécaloïde et la notion de
gastroentérostomie antérieure serait d'un grand poids
pour le diagnostic.

Lorsque le syndrome de l'occlusion incomplète de l'intestin sera relevé dans son ensemble, ce sont encore
ces deux derniers éléments de diagnostic qui intervien-
dront pour préciser d'une façon absolue la cause de
l'occlusion.

TRAITEMENT

Traitement prophylactique. — Le traitement prophylactique n'est pas spécial aux fistules jéjuno ou gastrocôliques ; c'est le même que celui de l'ulcère peptique
qui leur donne naissance.

Malgré ce que nous avons dit en recherchant l'étiologie de l'ulcère peptique et en montrant les cas d'ulcère
survenus chez des malades ne commettant aucun excès
alimentaire ou alcolique, il convient cependant d'insis-
ter sur l'importance du traitement médical longtemps
continué après toute gastro-entérostomie pour ulcère
de l'estomac. Il importe en effet de savoir que la gastroentérostomie n'est point l'opération idéale et parfaite
que l'on a eu jadis tendance à croire. Non seulement la
gastroentérostomie n'est pas toujours efficace pour les
ulcères siègeant dans l'estomac lui-même puisque l'on a pu
voir de ces ulcères continuant à évoluer, se perforer ou
provoquer des hémorragies ; mais encore la gastro-entérostomie par elle-même a créé cette affection incon-
nue avant elle : l'ulcère peptique du jéjunum. Il ne faut
donc pas abandonner les malades à eux-mêmes après

leur avoir fait subir une gastroentérostomie et, pour éviter le plus possible les accidents qui les guettent, on doit, par un traitement médical approprié, tâcher de neutraliser l'hyperacidité du suc gastrique qui est la cause principale de l'ulcère peptique.

Dans certains cas où cette opération sera possible, ou pourra réséquer l'ulcère pylorique et peut être ainsi ramener le suc gastrique à une composition normale.

MM. Tuffier et Roux-Berger écrivent à ce sujet dans le *Traité médico-chirurgical des maladies de l'estomac et de l'œsophage* :

« L'anse anastomotique supportera d'autant plus mal le contact du contenu gastrique hyperacide qu'elle sera plus éloignée du duodénum et qu'elle était auparavant destinée au contact d'un contenu intestinal déjà alcalinisé par les secrétions biliaires et pancréatiques. Ce n'est pas là une vue de l'esprit : il est certain que la gastroentérostomie en Y favorise au plus haut dégré la production de l'ulcère peptique ; l'explication en est simple : la branche anastomosée à l'estomac est par nécessité plus distante du duodénum que dans la gastroentérostomie postérieure de von Hacker, et, d'autre part, elle reçoit un contenu gastrique hypéracide nullement modifié par les secrétions alcalines. Indépendamment de tout autre reproche dont l'Y est passible, cette prédisposition qu'il offre à l'ulcère doit le faire complètement abandonner.

« La gastroentérostomie antérieure à cause de la longueur de l'anse qu'elle nécessite met également en contact avec le contenu gastrique une anse très éloignée du duodénum et partant dans de mauvaises conditions de résistance.

« Dans la mesure du possible l'anastomose devra porter sur le segment d'intestin le plus voisin du duodénum. »

Kocher ne pratique le procédé en Y que dans les cas avec hypoacidité.

Le professeur P. Delbet, pour éviter tous les accidents des gastroentérostomies, pense, que dans les cas d'ulcères gastriques, la cholécystogastrostomie rendrait plus de services aux malades.

Enfin il faudra proscrire l'emploi du bouton de Murphy, faire très soigneusement l'affrontement des muqueuses au niveau de l'anastomose, éviter les fils non résorbables, les traumatismes de l'intestin, les hématomes.

Traitement curatif. — Le traitement des fistules jéjuno et gastrocôliques, une fois constituées, est exclusivement chirurgical. Une fois le diagnostic posé, l'intervention s'impose.

L'opération consiste dans la séparation des anses adhérentes et dans la fermeture des perforations qu'elles présentent une fois séparées. De plus, le rétrécissement du gros intestin peut nécessiter l'établissement d'une entéroanastomose destinée à assurer le libre cours des matières.

La séparation des anses intestinales est facile lorsque la fistule siège à une certaine distance de la gastroentérostomie. Elle devient au contraire beaucoup plus laborieuse lorsque fistule et bouche gastro-intestinale sont dans le voisinage l'une de l'autre.

Dans le cas de Kaufmann, où il existait une double fistule jéjuno et gastrocôlique, Gœrsser met trois heures à séparer les organes et à fermer les perforations. De Herezel, si nous avons bien compris sa description un peu obscure, fut obligé de détruire la gastroentérostomie pour séparer les anses intestinales et de reconstituer ensuite la communication gastro-jéjunale. Chez le malade de M. Lion (observ. X) la bouche anastomotique fut également détruite et il fallu pratiquer une gastroentérostomie antérieure. Il suffit de se reporter à la planche annexée à ce travail (fig. 2) pour se rendre compte que, dans les cas de ce genre, la séparation et la suture de la fistule ne peuvent guère s'effectuer sans porter le bistouri sur l'orifice gastro-intestinal.

L'obligation de parer aux inconvénients du rétrécissement du gros intestin s'est présentée dans le cas de M. Gosset (fistule éloignée de la gastroentérostomie) comme dans celui de Kaufmann (fistule voisine de la gastroentérostomie). Elle aurait existé dans le cas du malade auquel appartenait la pièce dessinée plus haut s'il avait été opéré.

Au contraire le gros intestin parut avoir conservé un diamètre suffisant à de Herezel, à M. Gosset chez deux de ses opérées et à M. Urrutia.

Gœrrser, dans le cas de Kaufmann, pratique une colo-colostomie ou bouton de Murphy ; comme nous l'avons déjà dit, il se produisit le sixième jour une ulcération

au niveau du bouton et le malade mourut de péritonite.

M. Gosset pratiqua chez un de ses malades une iléo-
sigmoïdostomie avec suture et obtint un excellent résultat.

CONCLUSIONS

I. — Les fistules jéjuno et gastrocôliques par ulcère perforant à la suite de la gastroentérostomie sont des complications rares puisqu'on n'en compte actuellement que onze observations.

II. — Elles sont consécutives à un ulcère peptique produit par suite de la persistance de l'hyperpepsie et de l'hyperacidité du suc gastrique après la gastroentérostomie pour ulcère de l'estomac ; ou quelquefois encore à la suite d'une suture mal faite. De plus l'ulcère perforant siégeant toujours à la face antérieure du jéjunum on ne rencontre de fistule qu'après la gastroentérostomie postérieure.

III. — Les symptômes des fistules jéjuno et gastrocôliques sont assez nettement établis pour permettre d'en faire aisément le diagnostic : diarrhée persistante, éructations à odeur fécaloïde, vomissements d'aspect fécaloïde ou fécaloïdes vrais, douleur occupant tout l'abdomen ou plus souvent le flanc gauche, syndrome de l'occlusion incomplète de l'intestin, amaigrissement rapide.

IV. — Le pronostic est grave. Abandonnée à elle-même, la maladie paraît devoir toujours entraîner la mort. Même après l'intervention, le pronostic reste toujours très réservé car un danger menaçant persiste : la récidive. La survie de longue durée n'a pas encore été constatée puisque tous les malades atteints jusqu'ici de cette affection sont morts dans un temps relativement court.

V. — Le traitement prophylactique consiste dans le traitement médical longtemps continué après la gastro-entérostomie. Mais le diagnostic de fistule jejuno ou gastrocôlique une fois posé, le traitement devient exclusivement chirurgical : séparation des anses adhérentes, fermeture des perforations qu'elles présentent ; entéro-anastomose si le gros intestin est très rétréci.

BIBLIOGRAPHIE

Borszeky. — Traitement chirurgical des ulcères peptiques de l'estomac et du duodénum. *Berlin. zür Klin. Chir.*, 1909, t. LVIII, p. 125.

H. Braun. — Demostration eines Prâparates einer 11 Mouate nach der aùs führung der gastroenterostomie entstanden Perforation des jejunum. *Verhandlungen der deutschen gesellschaft für Chirurgie*. Berlin, 1899, p.95-97.

Brodnitz. — Kongress bericht, 1903, p.77.

Cackovic. — Liecnicki riestnich, 1909, n° 5. Cité par Herbert. J. Paterson. Jejunal and gastrojejunal ulcer following gastrojejunostomy. *Annals of Surgery*, août 1909, vol. L, p. 367-440.

J. Cruveilhier. — Traité d'anatomie pathologique générale (Fausse ascite dans un cas d'étranglement du gros intestin par suite du renversement du mésentère), 1882, t. II, p. 869.

Czerny. — *Beitræge für Klinichen Chirurgie*, B. V., 39, 1903 (Supplement-Heft).

P. Delbet. — Des obstructions chroniques et incomplètes de l'intestin sans occlusion. — Leçons de clinique chirurgicale de l'Hôtel-Dieu (août-sept. 1897). Paris, Steinheil, 1899, p. 273.

Delbet (P.). — L'avenir des gastro entérostomisés. *Paris médical*, 3 juin 1911, p. 18.

Dujarrier. — Etat actuel de la chirurgie gastroduodénale. *Journal Médical Français*, 15 sept. 1911.

Eiselsberg. — *Revue de chirurgie*. Paris, 1905, t. II, p. 579.

— Casuistique de l'ulcère peptique. Versammlùng deutscher Naturforscher ùnd arzte. (*In Zentralblatt für chirurgie*), n° 48, 26 nov. 1910.

Giret (E.). — Formes cliniques de l'occlusion intestinale incomplète. *Thèse de Paris*, 1909.

Goepel. — Kongressbericht, 1902, p. 108.

Gosset. — Ulcère peptique du jejunum après gastroentérostomie. *Revue de chirurgie*, 1906, t. I, p. 54-75 et 290-316.

Hahn. — Kongressbericht. Berlin, 1899, p. 74.

— Kongressbericht. Berlin, 1902, p. 114.

Hartmann. — Oblitération des bouches gastro-jéjunales. *Soc. de chirurgie*, 7 déc. 1910.

Hayem et Lion. — Traité des maladies de l'estomac. Collect. Brouardel et Gilbert, 1912, p. 554.

Heidenhain. — Kongressbericht, 1902, p. 108.

Herezel (E. de) (de Budapest). — Remarques sur les indications de la gastroentérostomie suivies d'un cas de fistule gastrocôlique. Congrès de Bruxelles, 1905, p. 347-352.

Jahr. — *Berl. Klin. Woch.*, 1905, n° 44, p. 100.

Kaufmann. — Peptische geschwür nach gastroentérostomie mit Bildùng von Magenkolon ùnd colon jejunum-Fisteln ; vollstæudiger Verschluss der gastroenteroanastomose. *Mitteilungen aus den grenzgebieten der Medizin ùnd chirurgie*. Jena, 1905, Bd. XV. S. 151.

Kausch. — Kongressbericht. Berlin, 1899, p. 75.

— Kongressbericht. Berlin, 1900, p. 141.

Kieffer. — Contribution à l'étude des complications de la gastroentérostomie et des moyens de les éviter. *Th. de Paris*, 1902-1903.

Kocher. — Kongressbericht, 1902, p. 103.

Koerte. — Kongressbericht, 1900, p. 137.

Krönlein. — Kongressbericht, 1902, p. 110.

Lion (G.) et Moreau (Ch). — La fistule jéjunocôlique par ulcère peptique du jejunum à la suite de gastroentérostomie. *Revue de chirurgie*, 10 mai 1909, p. 873-896.

Lion (G). — Les fistules jéjuno et gastrocôlique par ulcère perforant à la suite de la gastroentérostomie. *In international Beilræge zur Pathologie und Therapie der Ernæhrùngsstœrungen.* Bd. 2, Heft. 1.

Litten (Von). — Société médicale de Berlin, 18 nov. 1885 (cas de fausse ascite).

Mathieu (A). — Le clapotage et la matité déclive dans l'occlusion incomplète de l'intestin. *Bull. de la soc. méd. des hôp.*, Paris, 2 mai 1908, p. 743-753.

— *Archives des mal. de l'app. digestif et de la nutrition,* juin 1908, p. 329.

Mathieu, Sencert, Tuffier. — Traité médico-chirurgical des maladies de l'estomac et de l'œsophage, 1913, p. 841.

Mayo (W.-J.). — *Surgery gynecology obstetrics*, t. X, n° 3, mars 1910.

Mayo Robson. — *Annales of Surgery*, 1904, p. 190.

Mikulicz. — Kongressbericht. Berlin, 1900, p. 141.

— Kongressbericht. Berlin, 1902, p. 115.

— *Boston med. and surg. Journal*, 1903, n° 23.

Moreau (Ch.). — Des suites de la gastroentérostomie pratiquée pour sténose non cancéreuse du pylore. *Th. de Paris*, 1909.

Neumann. — *Deutsche Zeitschr. f. Chir.* Bd. LVIII, p, 270.

Nothnagel. — Die Erkrankùagen des Darms und des Peritoneums, 1898, S. 195.

Paterson (H.J.). — Procedings of the Royal Society of medecin, t. II, n° 8, juin 1909, et *Surgical section*, 11 mai 1909, p. 238.

Quénu. — *Bull. et Mém. de la Soc. de Chir.* Paris, 1902, p. 250.

Roojen (P.-H. Van). — *Archiv. für Klinische Chirurgie,* t. XLI, fasc. 2, 1909, p. 381.

Schloffer. — *Wien. Klin. Woch.*, 1903, n° 16, p. 492.

Schostak (de Zurich). — Das ulcus pepticum jejuni und sein Bedentùnd (aus der chirurgischen Klinik zu Zurick Director P^r Krœlein). *In Beitræge zur Klinische chirurgie Tübingen*, 1907, Bd. LVI, S. 360-410, et *Presse médicale*, 5 fév. 1908, p. 87, compte rendu par Lecène.

STEINTHAL. — Kongressbericht. Berlin, 1900, p. 139.

TIEGEL (Max). — Ueber peptische geschwüre des jejunums nach gastroentérostomie. *In Mitteilùngen aus den Grenzgebieten der Med. und Chir.* Iéna, Bd. XIII, S. 897-936, 1904.

URRUTIA (de Saint-Sébastien). — *Archives des maladies de l'app. digestif et de la nutrition,* janv. 1912, p. 33, et décembre 1912, p. 680.

VACHEZ. — Ulcère peptique du jejunum. *Thèse de Paris,* 1906-1907.

WILKIE. — *Edimbourg med. Journ.* V, n° 4, octobre 1912, p. 316.

9 782019 238148